RECHERCHES HISTOLOGIQUES

SUR QUELQUES

TUMEURS DU TESTICULE

I. TUMEURS AVEC FIBRES MUSCULAIRES STRIÉES;
II. CARCINÔME ÉPITHÉLIAL;
III. ÉPITHÉLIÔME MUCOÏDE ET DERMOÏDE;
IV. SARCÔME ANGIO-PLASTIQUE;
V. LYMPHADÉNÔME.

PAR

Joacquain TALAVERA,
Docteur en médecine de la Faculté de Paris.

PARIS
A. PARENT, IMPRIMEUR DE LA FACULTE DE MEDECINE
29-31, RUE MONSIEUR-LE-PRINCE, 29-31

1879

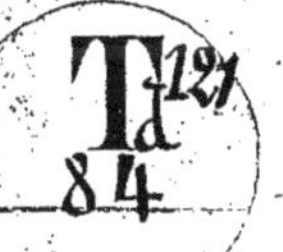

RECHERCHES HISTOLOGIQUES

SUR QUELQUES

TUMEURS DU TESTICULE

I. TUMEURS AVEC FIBRES MUSCULAIRES STRIÉES;
II. CARCINÔME ÉPITHÉLIAL;
III. ÉPITHÉLIÔME MUCOÏDE ET DERMOÏDE;
IV. SARCÔME ANGIO-PLASTIQUE;
V. LYMPHADÉNÔME.

PAR

Jocquain TALAVERA,
Docteur en médecine de la Faculté de Paris,

PARIS
A. PARENT, IMPRIMEUR DE LA FACULTE DE MEDECINE
29-31, RUE MONSIEUR-LE-PRINCE, 29-31

1879

RECHERCHES HISTOLOGIQUES

SUR QUELQUES

TUMEURS DU TESTICULE

I. — TUMEURS AVEC FIBRES MUSCULAIRES STRIÉES;
II. — CARCINÔME ÉPITHÉLIAL;
III. — ÉPITHÉLIÔME MUCOÏDE ET DERMOÏDE;
IV. — SARCÔME ANGIO-PLASTIQUE;
V. — LYMPHADÉNÔME.

INTRODUCTION.

Nous nous proposons dans ce travail d'étudier au point de vue histologique un certain nombre de tumeurs du testicule que nous avons pu examiner dans le laboratoire d'histologie du Collége de France. La pensée nous en a été inspirée par la rareté de ces tumeurs, et nous avons cru devoir, à la suite de nos maîtres en histologie et dans la mesure de nos forces, appeler sur elles l'attention des cliniciens, car elles constituent des formes anatomiqnes encore peu connues et nous pensons qu'à ces formes correspondent des différences dans leurs caractères cliniques. Un jour viendra, sans doute, où l'étude comparative des formes cliniques et des formes anatomiques permettra d'asseoir le diagnostic et le pronostic des tumeurs sur des bases plus certaines et plus scientifiques.

Nous passerons en revue quatre groupes de néoplasmes du testicule et nous donnerons de chacun d'eux un certain nombre d'exemples fournis par la collection du laboratoire du Collége de France. Il est bien entendu, d'ailleurs, que ces groupes n'ont entre eux aucun lien naturel.

Le premier groupe nous fournira un exemple de sarcôme du testicule avec développement de fibres musculaires striées parfaitement caractérisées.

Dans le deuxième et troisième groupe, nous rangerons les tumeurs essentiellement caractérisées par la production de cavités kystiques qui, dans un cas, nous ont paru provenir des tubes séminifères, et dans d'autres plus nombreux paraissent n'affectent aucune relation d'origine apparenteavec ces canaux.

Dans le quatrième, nous étudierons brièvement les tumeurs du testicule dans lesquelles on rencontre des cellules géantes, en insistant sur la signification morphologique de ces éléments. Ces tumeurs, dont la description est entièrement due à MM. Malassez et Monod, ont reçu d'eux le nom de *sarcômes angioplastiques*.

C'est également à M. Malassez que l'on doit la description du lymphadénôme du testicule, que l'on avait jusque-là confondu avec le *sarcôme globocellulaire à petites cellules*. Nous rapporterons deux exemples de cette variété de tumeur qui constituera notre cinquième et dernier groupe.

Nous ne saurions publier ce travail sans remercier M. le professeur Ranvier et notre cher maître M. Malassez pour le bienveillant accueil que nous avons reçu pendant plusieurs années au laboratoire d'histologie du Collége de France. C'est à M. Malassez que nous devons l'idée première de notre travail ; il a bien voulu nous autoriser à faire reproduire le dessin qui accompagne son mémoire intitulé : La maladie kystique du testicule. Puissions-nous ne pas être un interprète trop infidèle de sa manière de voir et avoir suffisamment profité de l'éducation histologique qu'il nous a si libéralement donnée.

Nous devons également une part de notre gratitude à M. Chambard, répétiteur à l'Ecole pratique des Hautes-Etudes, interne des hôpitaux. Il nous a prodigué les conseils les plus éclairés dans les recherches auxquelles nous nous sommes livré pour apprécier la valeur des faits que nous publions.

Nous prions M. Renaudot de vouloir bien recevoir nos remercîments pour la belle planche qu'il voulut bien nous faire.

Nous remercions notre ami, M. Brumault de Montgazon, de son concours. C'est lui qui a exécuté les dessins de la troisième planche.

I. — Tumeurs avec fibres musculaires striées.

Observation I (*M. Duplay*) (1). — Un homme de 39 ans entre le 26 février 1877, dans le service de M. Duplay, à l'hôpital Saint-Louis, pour une tumeur du testicule droit, de la grosseur d'un œuf d'autruche, et remontant jusqu'au canal inguinal.

La consistance de cette tumeur est élastique dans la

(1) Collection du laboratoire d'histologie du Collége de France, série C, nº 165.

plus grande partie de sa masse, rénitente, à sa partie inférieure, comparable à du tissu osseux au niveau de la partie moyenne.

L'épididyme se confond avec la tumeur testiculaire; le cordon paraît plus volumineux que celui du côté sain; néanmoins le canal déférent paraît sain et l'exploration avec le doigt permet de sentir les battements vasculaires. Cette tumeur n'est pas sensible à la pression, sauf à la partie postérieure où celle-ci met en jeu la sensibilité propre du testicule.

La ponction amène quelques gouttes de sang; elle est suivie d'élancements et d'irradiations douloureuses dans la région lombaire et le membre inférieur droit.

La palpation ne permet de sentir aucune tumeur abdominale et aucune adénopathie de la région inguinale.

L'état général du malade est encore assez bon, bien que l'amaigrissement soit assez marqué. Ses fonctions génitales ont notablement diminué. Le malade s'est aperçu, il y a environ dix-huit mois, de la présence de cette tumeur qui avait alors le volume d'une bille et ne le faisait aucunement souffrir. Cinq ou six mois après, elle s'était confondue avec la masse testiculaire; il entra alors à l'hôpital du Midi et fut soumis pendant trois semaines à un traitement antisyphilitique, sans résultat appréciable. Le malade a toujours joui d'une bonne santé; en 1848 cependant, il contracta la syphilis qui fut suivie d'accidents secondaires, puis une blenorrhagie qui resta sans complications.

M. Duplay porta le diagnostic : *Sarcôme du testicule.* — Le 7 mars, une nouvelle ponction amena quelques gouttes de sang, puis M. Duplay pratiqua la castration par le procédé ordinaire; on lia trois artères : la spermatique qui était assez volumineuse, la funiculaire et la honteuse externe, et la plaie fut pansée à plat sans réunion.

8 mars. — Même pansement ; la température est normale.

11 mars. — La plaie commence à se rétrécir ; la température est encore normale.

Le malade guérit et sa santé resta satisfaisante jusqu'au commencement de l'année 1878. — Il succomba, dans la première quinzaine d'août, aux progrès de la généralisation. A l'autopsie, on trouva des tumeurs dans la plupart des organes, et partout elles présentaient les caractères du sarcôme globocellulaire pur.

Examen macroscopique de la tumeur. — La vaginale est saine, sauf quelques adhérences, La tunique albuginée est épaissie ; en un point, elle présente un épaississement marronné.

Sous l'albuginée, on trouve dans un point une masse qui paraît être le reste du testicule.

La tumeur est formée par une masse hétérogène dans laquelle on peut reconnaître les parties suivantes : 1° une masse de consistance fibreuse, lobulée, parsemée de petits kystes renfermant un liquide ; 2° de petits amas irréguliers, rougeâtres et de consistance cartilagineuse, qui contractent avec les parties voisines des adhérences intimes pour les uns, et, pour les autres, assez lâches et comme celluleuses ; 3° des perles très-petites et sphériques ; 4° des parties pigmentées par une substance noire irrégulièrement répartie.

Examen histologique (personnel). — *Epididyme.* — Le tissu conjonctif qui sépare les canaux épididymaires est sclérosé, et la membrane propre de ceux-ci est gonflée au point de présenter une épaisseur triple de son épaisseur normale. Quelques-uns de ces canaux offrent une légère dilatation et leur cavité est remplie de cellules épithéliales de forme irrégulière et infiltrées de granulations graisseuses.

A un degré plus avancé, les parois des canaux épididymaires émettent des bourgeons conjonctifs qui se réunissent et transforment le canal en un véritable cordon fibreux.

Les altérations que nous venons de mentionner consistent donc en une simple sclérose épididymaire ; elles intéressent une grande partie de l'épididyme, mais il y a des points où cet organe nous a paru complétement sain.

Testicule. — Dans aucune des nombreuses préparations faites sur divers points de la tumeur, nous n'avons pu trouver de traces du testicule normal.

L'examen de ces coupes avec un faible grossissement montre un grand nombre de cavités kystiques et des perles, les unes cartilagineuses, les autres épidermiques séparées par un stroma abondant de nature conjonctive. Examinées avec un plus fort grossissement, les coupes permettent d'étudier la structure et la composition histologique de ces différentes partie

1° *Stroma.* — Le stroma est formé de tissu conjonctif aux différentes périodes de son évolution : en certains points, il est constitué par des éléments embryonnaires et parcouru par des vaisseaux à parois également embryonnaires : il ressemble alors au tissu d'un sarcôme globo-cellulaire ou fasciculé. — Ailleurs, il est constitué par du tisssu conjonctif fasciculé entre les fibres duquel sont interposées des cellules conjonctives et des cellules embryonnaires plus ou moins nombreuses. Ailleurs encore, le tissu conjonctif se présente sous la forme myxomateuse et est formé de fibres entre-croisées entre lesquelles existent des cellules étoilées et des cellules lymphatiques.

On trouve encore dans le stroma et seulement dans certains points, surtout au voisinage des perles cartilagineuses, un certain nombre de fibres musculaires striées parfaitement caractérisées. L'importance de ce fait et la rareté des cas où il a été signalé nous oblige à décrire avec soin les caractères histologiques de ces fibres et nous ont engagé à les faire représenter par un dessin.

2° *Kystes.* Ces kystes offrent une forme généralement sphérique ; il en est cependant qui présentent des diverticules et d'autres qui semblent communiquer les uns avec les autres.

Ces kystes sont limités par un tissu conjonctif plus ou moins embryonnaire ou fibreux qui constitue le stroma de la tumeur. Aucun d'eux ne paraît provenir de la dilatation des canaux séminifères et ne présente des parois analogues à la paroi propre de ces canaux.

Le revêtement épithélial de ces kystes offre plusieurs variétés. Dans les uns, ce revêtement est formé d'une simple couche de cellules cylindriques, à protoplasma clair et transparent, pourvues d'un plateau et d'un noyau ovale dont le grand axe coïncide avec celui de la cellule épithéliale. D'autres kystes ont un revêtement de cellules épithéliales cylindriques à cils vibratiles ou de cellules caliciformes. D'autres présentent un revêtement stratifié formé de plusieurs couches de cellules : les plus externes, implantées perpendiculairement à la surface de la cavité kystique, sont régulièrement prismatiques; les plus internes sont irrégulièrement globuleuses et ne peuvent être comparées à aucune forme de cellules épithéliales normales. (*Epithélium métatypique*, Malassez).

En certains points, ces masses épithéliales forment des bourgeons qui proéminent dans la cavité kystique.

Ces kystes renferment un liquide transparent, muqueux et souvent coloré en jaune par le pigment hématique.

3° *Perles épidermiques.* — Les perles épidermiques se rattachent à deux formes principales. Elles affectent une forme sphérique, ovalaire, ou plus ou moins allongée.

Les unes sont constituées par une masse pleine de cellules épithéliales qui présentent, de la périphérie au centre tous les degrés de leur évolution épidermique et que l'on peut diviser en trois zones principales : 1° la zone externe consiste en une ou deux couches de cellules prismatiques analogues à la première rangée de la couche de Malpighi ; ces cellules sont implantées perpendiculairement à la surface de la perle ; 2° la zone moyenne d'épaisseur variable, est couverte de cellules plus volumineuses à protoplasma transparent, polyédrique par pression réciproque et munies d'un noyau sphérique fortement coloré par le carmin ; ces cellules subissent assez fréquemment la transformation vésiculeuse, mais ne renferment pas de pigment ; 3° la zone centrale provient de la dégénérescence cornée des cellules de la zone moyenne qui s'applatissent, perdent leur noyau, deviennent réfringentes et forment une masse régulière qui se colore en jaune ou en rouge par le picro-carminate d'amoniaque. Ces masses se séparent de la couche épithéliale sous-jacente, et cette élimination creuse au centre de la perle une cavité kystique à parois épidermiques.

La seconde variété de perles épidermiques ne paraît être qu'un degré plus avancé de l'évolution de la précédente. Elle est constituée par des kystes dont les parois sont revêtues par un épithélium stratifié, dans lequel on peut reconnaître les trois couches que nous venons de décrire. En un point de la paroi, s'élève un gros bourgeon épidermique à large base, formé de cellules semblables à celles de la couche moyenne, qui subissent au centre du bourgeon l'évolution cornée.

4° *Perles cartilagineuses.* — Ces perles sont des masses sphériques, ovoïdes et quelquefois allongées et renflées de distance en distance, de tissu cartilagineux hyalin, dont les cellules présentent l'écartement et la dimension qu'elles offrent dans le cartilage complétement développé. Ces masses sont dépourvues de canaux vasculaires et entourées d'une couche de tissu conjonctif condensé qui paraît leur former une espèce de périchondre. (Pl. III, fig. I.)

Définition histologique. — En résumé, la lésion de l'épididyme est constituée par une épididymite interstitielle, aboutissant à la sclérose et amenant l'atrophie des canaux épididymaires.

Les altérations du testicule lui-même sont beaucoup plus complexes, elles consistent essentiellement en une néoformation de kystes revêtus d'un épithélium cylindrique vibratile, caliciforme ou polymorphe, stratifié et subissant l'évolution épidermique. Ces kystes sont situés dans un stroma de nature conjonctive au sein duquel existent des masses cartilagineuses et même, fait sur lequel nous appelons particulièrement l'attention, des fibres musculaires lisses et striées. Nous croyons par conséquent pouvoir assigner à cette tumeur complexe la dénomination histologique suivante : *Epithéliôme kystique mucoïde et dermoïde avec stroma myo-sarcomateux.*

Observation II. — Nous regrettons de n'avoir aucun renseignement clinique sur la tumeur que nous allons décrire. Cette tumeur a été présentée à la Société anatomique dans le mois de janvier 1879, et a été examinée une première fois par M. Albert Rémy, à l'Hôtel-Dieu.

Examen microscopique (personnel). — La tumeur que nous allons décrire nous offre un exemple de sarcôme avec fibres striées, mais, tandis que dans la précédente ces fibres musculaires avaienf atteint leur complet développement, nous les observons ici dans une période moins avancée de leur évolution. Le stroma de cette tumeur est constitué uniquement par du tissu conjonctif et par du tissu embryonnaire ; il offre, dans la plus grande partie de sa masse, la structure du sarcôme à cellules rondes, ailleurs il est représenté par du tissu conjonctif fasciculé et par du tissu myxomateux. Le système vasculaire est très-développé, principalement dans les régions embryonnaires où il est représenté par de larges sinus à parois également embryonnaires ; en certains points, même, on rencontre de petites hémorrhagies.

Les tubes séminifères semblent avoir complétement disparu, car, sur un grand nombre de coupes nous n'avons pu en retrouver la trace.

Au sein du stroma de la tumeur, principalement dans les points les plus embryonnaires et les plus vasculaires, on rencontre de nombreuses fibres musculaires striées, sur la structure desquelles nous allons tout particulièrement insister.

Ces fibres, qui existent à l'état d'isolement et de dissémination aussi bien que réunies en faisceau, se présentent sous la forme de cylindres de 3 à 5 centièmes de millimètre d'épaisseur; leur partie centrale est occupée par une masse finement granuleuse qui se colore en jaune par le picro-carminate d'ammoniaque; au sein de cette masse existent des noyaux dont le diamètre ne dépasse pas 5 à 6 μ, de forme arrondie et disposés en séries linéaires; ces noyaux s'accumulent en certains points, de manière à donner à la fibre qui les renferme une apparence moniliforme (Pl. III, fig. 2). Cette zone granuleuse centrale est entourée par une zone périphérique limitée par un double contour et qui présente une double striation longitudinale et transversale, la première représentant la juxtaposition des cylindres primitifs et la seconde la superposition des disques musculaires. Nous n'avons pu constater, autour de ces fibres musculaires, de membrane analogue au sarcolemme, elles nous ont paru d'ailleurs comparables aux fibres musculaires d'un fœtus parvenu an 3e mois de la vie intra-utérine (Pl. II, fig. 5.).

Certaines autres fibres paraissent encore moins développées, car la zone centrale granuleuse qui y est encore plus abondante et la zone périphérique striée moins épaisse peut n'exister que sur un des bords; d'autres fibres, au contraire, se rapprochent par leur structure des fibres musculaires adultes, bien qu'elles paraissent encore dépourvues de sarcolemne et que leur épaisseur soit beaucoup moins considérable.

Le même degré d'évolution peut être également constaté sur les fibres musculaires coupées transversalement (Pl. II, fig. 5). Les unes apparaissent comme des cercles colorés en jaune par le picro-carminate d'ammoniaque, dont la région centrale est occupée par des noyaux, et la région périphérique présente une apparence réticulée qui rappelle les champs de Cohnheim. Les autres se montrent sous forme de croissants dont la partie concave est occupée par la même masse centrale pourvue de noyaux ; ces dernières paraissent parvenues à un degré d'évolution moins avancé.

Remarques. — Les deux tumeurs que nous venons de décrire sont comprises dans un groupe qui renferme les tumeurs dans lesquelles on rencontre des fibres musculaires striées, parvenues à un degré plus ou moins avancé de leur évolution : les exemples en sont rares, car les seuls cas que nous ayons pu trouver dans la littérature médicale sont ceux de Billroth (1), Schuh (2), Senftleben (3), Rokitansky (4) et celui de Nepveu (5). Le testicule n'est pas le seul organe dans lequel on ait rencontré ces néoformations musculaires.

Les cas cités par les auteurs de myômes à fibres musculaires striées ou rhabdomyomes de Zenker, myômes strio-musculaires de Virchow, peuvent se décomposer en deux catégories : la première comprend l'hypertrophie musculaire dans les tumeurs de la langue (Weber, Bouisson), les rhabdomyomes observés dans le cœur des enfants nouveau-nés par Virchow, Recklinghausen et Kantzow, et dans la cloison inter-auriculaire chez un adulte (Skreczka). La seconde comprend les cas dans lesquels les fibres musculaires de nouvelle formation entrent dans la composition des tumeurs mixtes, myo-

(1) Billroth. — Virchow's Arch., Bd. VIII, p. 433.

(2) Schuh. — Schmidt's Jahrbucher, Bd. LXXXVI, p. 318.

(3) Senftliben. — Virchow's Arch. Bd. XV, p. 345.

(4) Rokitansky. — Keitschrift. der Vien. Acad. 1879.

(5) Nepveu. — Contribution à l'étude des tumeurs du testicule, Paris 1875, 2e édit., p. 29.

sarcomes de l'ovaire (Virchow), tumeur mixte du testicule (Virchow, Senftleben, Rokitansky, Billroth, Nepveu) et les tumeurs congénitales considérées par la plupart des auteurs comme des inclusions fœtales. A cette catégorie semblent appartenir encore la tumeur du tibia décrite par Lambl et le rhabdomyome myxomatoïde du vagin étudié par madame Kaschewarowa Rudnewa.

Il n'existe aucun rapport entre les tumeurs de la première catégorie et celles que nous avons décrites plus haut. Les premières, en effet, se sont développées dans des organes constitués déjà par des fibres musculaires striées; elles peuvent être rapprochées, au point de vue physiologique, de l'hypertrophie des parois musculaires de l'utérus et, au point de vue pathologique, de la macroglossie; les secondes, au contraire, sont de véritables tumeurs mixtes, dans lesquelles les fibres musculaires, quelque intérêt qu'il y ait à signaler leur présence, ne jouent point le rôle le plus important. Ainsi qu'on le voit en effet, pour la plupart des tumeurs mixtes à stroma sarcomateux, lorsque ces tumeurs récidivent après ablation, les productions secondaires sont purement sarcomateuses et ne présentent aucune trace des éléments accessoires qui constituaient la tumeur primitive. Les cas de tumeurs mixtes à fibres striées paraîtront encore plus rares si l'on tient compte avec Virchow de la possibilité de confondre les fibres musculaires en voie de développement avec certaines variétés de cellules géantes et certains éléments sarcomateux.

Les deux cas de tumeurs mixtes du testicule avec fibres musculaires striées soumis à notre observation montrent également le peu d'importance de ces éléments pour la détermination histologique de ces tumeurs. L'une, en effet, est un exemple très-net d'épithéliôme kystique, l'autre est un sarcôme presque pur ; toutes les deux, cependant, renferment des fibres musculaires, fait qui constitue entre les deux tumeurs une analogie qui est moins grande que la différence qui résulte de la présence d'une néoplasie épithéliale dans l'une et de son absence dans l'autre.

Si maintenant nous nous plaçons à un autre point de vue, nous voyons que les analogies cliniques qui réunissent les deux tumeurs sont plus grandes que les différences anatomiques qui les séparent, L'observation de cas semblables nous permet en effet de présumer que les récidives de ces tumeurs seront de même nature et de nature purement sarcômateuse. Pour l'une, la plus complexe, l'événement a justifié pleinement cette prévision et, comme nous l'avons dit plus haut, les tumeurs secondaires qui se développèrent quelques mois après la castration furent de simples sarcômes globo-cellulaires.

Nous n'insisterons pas davantage sur les caractères de ces tumeurs, et pour le développement et la structure des fibres musculaires qu'elles renferment nous renverrons aux descriptions histologiques qui précèdent. Nous ajouterons seulement que ces deux cas sont pour nous des exemples bien avérés de développement hétérotopique de fibres musculaires striées dans un organe qui n'en renferme pas à l'état normal, et pour préciser ce fait, nous proposons de le nommer *sarcôme myoplastique*.

II. — Carcinôme épithélial.

Observation (*M. Berger*) (1). (Communication per-

(1) Collection du laboratoire d'histologie du collége de France, série B, n° 17.

sonnelle.) —Malingue, Albert, 30 ans, ouvrier. Entré le 31 août 1876.

N'a jamais été malade, nie tout antécédent syphilitique. Père et mère, trois sœurs et deux frères, tous très-bien portants, n'a jamais reçu de coup dans les bourses, n'est pas marié.

Il y a environ neuf mois, le malade s'aperçut que son testicule gauche était un peu plus gros et un peu plus dur que le droit, mais il n'en souffrait pas du tout, et, d'ailleurs, l'augmentation de volume était peu considérable. Il ne s'en inquiéta nullement. Les choses restèrent dans cet état pendant six mois.

Il y a trois mois, le testicule gauche commença à augmenter de volume et à devenir le siége de douleurs sourdes. Un jour, après quelque fatigue, les bourses deviennent tout à coup grosses comme les deux poings ; le repos les fait diminuer. Nouvelle augmentation de volume : repos ; et au bout de quelques jours le malade entre à l'hôpital.

Depuis deux mois, les douleurs sourdes se sont étendues dans l'aîne gauche et dans la région lombaire du même côté ; ces douleurs sont surtout vives depuis quelques jours, aussi fortes dans le décubitus que quand le malade est levé. En même temps ce dernier a maigri et s'est un peu affaibli.

Depuis trois semaines qu'il est à l'hôpital, le malade est à l'iodure de potassium (1 gr.), mais la tumeur va en augmentant peu à peu.

Etat actuel au 24 septembre. Figure un peu fatiguée. Rien aux poumons ni au cœur, rien au foie. Depuis qu'il est ici, le malade a peu d'appétit. Température 38°.

Dans le scrotum, à la place du testicule du côté gauche, on trouve une grosse tumeur ovoïde, grosse comme un petit poing d'adulte, assez régulière, mais cependant avec quelques bosselures vagues et une légère dépression vers la partie interne et moyenne. Cette tumeur est de consistance dure en certains points, surtout à la partie supérieure; en d'autres points, molle avec pseudo-fluctuation, surtout vers la partie inférieure ; sans adhérences et sans modifications des téguments, sans battements ; la tumeur est en outre non douloureuse à la pression. Le cordon est sain dans une certaine étendue au-dessous du canal inguinal qui est libre.

Rien au toucher rectal, douleurs sourdes vers la partie inférieure de la tumeur, et surtout au point où le cordon sain arrive sur la tumeur. Douleurs également intenses au niveau des lombes du côté gauche.

Langue blanche, température du matin 38°, du soir, 38°,5.

Le 25 septembre, à 10 heures et demie du matin, castration. Après une ponction qui ne donne issue qu'à du sang, M. Berger procède à l'opération.

La tumeur enlevée est ovoïde ; on voit le canal déférent arriver sur elle, s'épaissir vers sa terminaison, mais il est impossible de retrouver l'épididyme, qui doit faire partie de la tumeur même.

Le tissu de la tumeur est un tissu grisâtre, mou, manifestement sarcômateux et creusé de petites vacuoles depuis la dimension d'un pois jusqu'à celle d'une petite noisette. Tout à fait à la partie inférieure on aperçoit le tissu testiculaire parfaitement sain, refoulé ; il semble qu'il n'y a guère là qu'un quart de testicule, et par en haut, le tissu testiculaire se continue avec le tissu de la tumeur.

En résumé, d'après ce rapide examen, la tumeur semblerait développée dans l'épididyme et dans les trois quarts supérieurs du testicule.

Le soir de l'opération, le malade a la même température que la veille au soir, toujours l'air un peu fatigué et la langue un peu blanche comme les jours qui ont précédé l'opération ; il se plaint toujours de violentes douleurs de reins.

Le 26. — Elévation insignifiante de la température; on n'enlève pas le pansement; les douleurs de reins persistent.

Le 27, matin. — Douleurs de reins moins intenses; température du matin plus élevée que celle des jours précédents. On défait le pansement : le scrotum est rouge et le siége d'un gonflement prononcé. (Cette inflammation rend compte de l'état fébrile qui n'a dans ce cas rien d'inquiétant, car on n'a pas besoin pour l'expliquer de recourir à une infection ; c'est la fièvre traumatique.) On remet le pansement phénique.

Soir. — Le malade se trouve très-bien. Face un peu vultueuse, peau chaude, moite. Pas de frissons.

Le 28 septembre. — N'a pas encore été à la selle. Lavement. Abaissement de la température.

Soir. — Face vultueuse; peau chaude et sèche ; ne souffre pas du tout.

Le 30 septembre. — Plaie en très-bon état; le gonflement des bourses a beaucoup diminué. Toujours douleur lombaire.

Le 4 octobre. — La plaie est très-rétrécie ; mais, à la partie supérieure, apparition d'une petite masse arrondie, bosselée, grosse comme une noix, qui constitue évidemment une récidive. Le malade se plaint toujours d'une douleur lombaire, et en outre, d'une douleur dans la cuisse gauche. Une tumeur se montre dans la région lombaire.

Le 8 octobre. — Se plaint de douleur dans la région hépatique.

Le 12 octobre. — Phlegmatia alba dolens de la cuisse gauche.

Le 16 octobre. — Mort à 6 heures du soir. Face jaune, état cachectique.

Autopsie le 18 octobre. — Le foie est énorme ; sa face convexe adhère à la face correspondante du diaphragme par de nombreuses brides fibreuses déjà un peu anciennes. Lorsque l'on vient à sectionner l'organe, on reconnaît qu'il est rempli d'énormes noyaux d'un tissu rouge, violet, diffluent, presque liquide, ayant tous les aspects microscopiques d'un tissu encéphaloïde. Ce tissu a presque complétement remplacé le tissu hépatique.

Sur la colonne vertébrale, grande masse arrondie, bosselée, du volume d'une tête d'enfant fluctuante, formée par le même tissu rougeâtre, diffluent, semi-liquide, qui s'est manifestement développé dans les ganglions lombaires.

Examen histologique (personnel). — Sur les coupes, examinées à un faible grossissement, on trouve :

1° Des régions qui présentent les caractères du parenchyme testiculaire normal ou plus ou moins altéré, mais encore reconnaissable.

2° Des alvéoles circulaires, remplies de cellules.

3° Des amas cellulaires de formes moins régulières.

4° Des perles épidermiques.

5° Des perles cartilagineuses.

6° Des cavités kystiques.

D'une façon générale, on peut y reconnaître deux parties bien distinctes, l'une dans laquelle la structure du testicule est encore apparente et l'autre qui offre des caractères histologiques qui rappellent ceux de l'épithéliôme et du carcinôme.

1° *Parenchyme testiculaire.* — Dans les points les moins altérés, les tubes séminifères sont à peu près normaux, mais au voisinage de la tumeur, le tissu conjonctif qui les sépare s'infiltre d'éléments embryonnaires, puis se transforment en tissu scléreux; leur membrane propre devient plus épaisse et plus réfringente ; leur épithélium se charge de granulations graisseuses, et ces tubes s'atrophient par le processus habituel de l'orchite interstitielle chronique.

Tumeur testiculaire. — 1° *Stroma.* Le stroma présente toutes les variétés que nous avons décrites dans l'observation précédente : dans les parties les plus anciennes, il est fibreux ou myxomateux; ailleurs, il est infiltré d'éléments embryonnaires et dans les parties les plus récentes ou qui paraissent être le siége du processus néoplasique le plus actif, il est sarcomateux ou myxosarcomateux. On y rencontre également quelques perles cartilagineuses.

2° *Alvéoles circulaires.* — Ces alvéoles sont des figures exactement circulaires ; les plus petites, qui se trouvent principalement au voisinage des tubes séminifères encore reconnaissables, ont un diamètre comparable à celui de ces tubes ; elles sont séparées les unes des autres par le stroma dont nous avons indiqué plus haut les caractères, et limitées par une membrane anhiste assez réfringente et parsemée de noyaux qui ressemblent exactement à la membrane propre des tubes séminifères, bien qu'ayant une épaisseur moins considérable. Ces alvéoles sont revêtues par une couche d'épithélium prismatique qui n'existe d'ailleurs qu'en certains points ; leur cavité est comblée par des cellules épithélioïdes peu volumineuses et de formes irrégulières. Ces caractères permettent de croire que ces figures représentent le premier degré d'un épithéliôme intra-canaliculaire, caractérisé par la prolifération de l'épithélium des tubes séminifères avec conservation de la forme de ces tubes et de leur membrane propre.

Les grands alvéoles circulaires représentent un degré plus avancé de cette altération; leur contenu épithélioïde est le même, mais leur membrane propre a disparu. Ces alvéoles paraissent présenter également des bourgeons ramifiés qui partent de leur paroi, car ils sont subdivisés par des ramifications conjonctives et vasculaires.

3° *Amas cellulaires de formes irrégulières.* — Ces alvéoles sont analogues à ceux des formes communes du carcinôme; ils consistent, en effet, en amas irréguliers de cellules épithélioïdes, que rien ne sépare nettement du tissu conjonctif ambiant. Il est permis de penser que la prolifération épithéliale née dans les tubes séminifères, après avoir fait disparaître leur membrane propre, s'est répandue dans les espaces lymphatiques péritubulaires et que l'épithéliôme intra-canaliculaire d'abord est devenu carcinomateux. Ce processus, qui s'observe très-fréquemment, paraît être la terminaison possible de tous les épithéliômes glandulaires; nous l'avons rencontré de la façon la plus nette, notamment dans la glande mammaire et même dans le testicule.

4° *Perles épidermiques.* — Ces perles, d'ailleurs peu nombreuses, résultent de l'évolution épidermique du contenu épithélial des alvéoles circulaires ou du revêtement épithélial des kystes. Leur structure ne diffère pas de celle des perles épidermiques que nous avons décrites dans notre première observation.

5° *Perles cartilagineuses.* — Ces perles présentent le même aspect que celles décrites dans l'observation I, p. 15.

6° *Kystes.* — Ces kystes sont limités par une couche de tissu conjonctif condensé qui se continue insensiblement avec le stroma de la tumeur; ils sont circulaires, généralement disposés par groupes et revêtus par une couche d'épithélium cylindrique ou caliciforme. Ces kystes sont complétement ou partiellement revêtus par plusieurs rangées de cellules épithéliales, et les plus internes présentent ces altérations de forme et ces caractères métatypiques que nous avons signalés dans l'observation précédente. Quelques autres sont déformés par bourgeons généralement sarcomateux émanés de leur paroi.

Détermination histologique. — Cette tumeur nous parait être un exemple d'épithéliôma canaliculaire avec formation kystique et dans certains points, évolution épidermique. Cet épithéliôma subit la transformation cornée, et son stroma présente tous les degrés d'évolution du tissu conjonctif. Certaines parties de la tumeur sont devenues carcinomateuses.

Le nom qui lui convient nous paraît être : *épithéliôme carcinomateux.*

III. — Epitheliôma mucoïde et dermoïde.

Observation I (*M. Péan*). — X..., âgé de 30 ans, garçon de recettes, entre à l'hôpital Saint-Louis le 6 novembre 1878, dans le service de M. Péan.

Le malade n'a pas d'antécédents héréditaires. Il présenta dans son enfance quelques accidents scrofuleux : gommes et adénopathie cervicale ; il n'a jamais fait de maladie grave et n'a jamais eu ni blennorrhagie ni syphilis. Il est d'une forte constitution.

Il y a huit ans, apparurent à la région ilio-inguino-scrotale droite, des douleurs intermittentes, sourdes, avec sensation de tiraillement ; elles étaient surtout déterminées par la fatigue et une marche un peu prolongée.

A cette époque, le testicule droit n'était pas plus volumineux que le testicule gauche, et il semble résulter des renseignements fournis par le malade qu'il n'était pas atteint de varicocèle.

Il y a trois mois, il s'aperçut que le scrotum du côté droit renfermait une tumeur très-dure et du volume d'un œuf de poule. Cette tumeur ne présentait aucune adhérence avec les parois scrotales.

M. Péan diagnostiqua un sarcome du testicule et pratiqua la castration le 9 décembre 1878.

Examen histologique (personnel) (1). — Cette tumeur, qui a été cliniquement considérée par M. Péan comme un sarcôme du testicule, présente des caractères histologiques qui le rapprochent de celles que nous avons étudiées précédemment et surtout de la première. On y rencontre, en effet, un reste du testicule, un stroma parsemé de perles cartilagineuses, des cavités kystiques, ainsi que des perles et des kystes épidermiques.

1° *Restes du testicule.* — En ce point, on constate les lésions d'une orchite interstitielle avec atrophie des tubes séminifères. On ne peut ici saisir aucune relation entre les tubes et les kystes qui composent la partie essentielle de la tumeur proprement dite.

2° *Stroma.* — Le stroma est, selon les régions, fibreux,

(1) Collection du laboratoire d'histologie du Collège de France, série D, n° 144.

sarcomateux ou myxomateux. On rencontre dans certains points des hémorrhagies qui se sont formées au milieu des régions myxomateuses.

Ce stroma présente également un certain nombre de perles cartilagineuses entourées par une couche périchondrique qui, subissant l'infiltration calcaire, prend les caractères du tissu ostéoïde. Cette transformation ostéoïde du tissu conjonctif qui entoure les perles cartilagineuses nous paraît avoir été très-rarement signalée; elle se montre également sous forme de petits îlots irréguliers au sein du tissu conjonctif qui forme le stroma de la tumeur et indépendamment de tout voisinage des masses cartilagineuses (1).

3° *Kystes.* — Ces kystes, sans paroi propre, sont revêtus par une couche d'épithélium cylindrique, vibratile ou caliciforme. En certains points, il existe plusieurs rangées de cellules dont les plus internes sont polymorphes et des villosités épithéliales dans lesquelles les cellules les plus superficielles sont globuleuses et supportées par un pédicule plus ou moins allongé.

4° *Perles et kystes épidermiques.* — Il existe dans cette tumeur un certain nombre de perles épidermiques sur la structure desquelles nous n'avons pas à revenir. (Voir l'obs. I, p. 15).

On rencontre aussi des cavités kystiques revêtues d'une couche épidermique épaisse, formée de cellules épithéliales dont les plus externes sont prismatiques, les moyennes polyédriques et les plus internes aplaties, sans noyau : ces dernières subissent la dégénérescence cornée et tombent dans la cavité kystique. En un certain point, on voit ce revêtement épithélial s'épaissir consi-

(1) Neumann. Ostéome du testicule. *Arch. der Heilkunde*, 1875, p. 92.

dérablement et former un gros bourgeon sessile, composé de cellules polyédriques dont les plus internes s'arrangent sous forme de globes épidermiques.

A côté de ces formes, on rencontre des cylindres pleins, formés de cellules qui, à la périphérie, sont prismatiques et perpendiculaires à l'axe du cylindre et au centre polyédrique. Ces cylindres présentent de distance en distance des renflements qui leur donnent une apparence moniliforme, et dans lesquels les cellules épithéliales qui en occcupent le centre s'arrangent également en globes épidermiques.

Détermination histologique. — Sans préjuger la question de l'origine de ces kystes et de ces globes épidermiques, et quelle que soit l'opinion qu'on adopte à ce sujet, cette tumeur peut être regardée comme un cas d'*epithelioma mucoïde et dermoïde* et se rapproche, par conséquent, de celles que nous avons précédemment étudiées.

Quelques-unes de nos observations se rapportent à des formes anatomiques qui ont été confondues pendant longtemps dans le groupe mal déterminé des tumeurs kystiques. Nous rappellerons rapidement les différents travaux anatomiques qui ont eu pour objet l'étude analytique de ce groupe. Nous exposerons en quelques mots le mode de développement des tumeurs kystiques que nous avons observées ; enfin, nous les comparerons à celles qui s'en rapprochent le plus par leurs caractères histologiques et qui ont été surtout décrites dans l'organe qui présente avec le testicule les affinités morphologiques et pathologiques les plus grandes : dans l'ovaire.

Les tumeurs kystiques du testicule ont d'abord été

décrites par Astley Cooper (1), puis par Cruveilhier (2), qui les considéraient comme des cancers alvéolaires. Cruveilhier décrivit les perles, qu'il divise en perles épidermiques et perles cartilagineuses. Ces mêmes tumeurs ont été l'objet de descriptions cliniques faites par Curling, Chassaignac, Gosselin. En 1875, M. Conche (3) consacrait sa thèse inaugurale à l'étude de la maladie kystique du testicule.

Les faits de maladie kystique peuvent se diviser en deux grandes catégories. Dans la première, qui comprend les cas qui sont de beaucoup les plus rares, les kystes existent seuls (maladie kystique proprement dite). Dans la deuxième, ils peuvent être associés au sarcôme, au carcinôme, ou à l'enchondrôme (sarcôme, carcinôme, enchondrôme kystiques). C'est à cette catégorie que se rattachent les cas que nous avons observés.

En 1875, paraissait la thèse de M. Perriquet et, dans les *Archives de physiologie* (p. 123), un travail de M. Malassez, sur la maladie kystique du testicule, où il publie la relation histologique d'un cas présenté à la Société anatomique par M. Robin, en 1874, et appartenant au service de M. Terrier.

Cette tumeur avait été enlevée à un jeune homme de 21 ans, et était constituée (voir la planche nº 1) par une masse kystique entourée par une zone rougeâtre qui représentait le testicule refoulé et atrophié. Le stroma qui séparait les kystes était de nature fibro-sarcomateuse; la surface des cavités kystiques, généralement lisse, offrait en certains points des bourgeons et des villosités qui

(1) Cooper. Observation on the structure and diseases of the testis. London, 1830, in-4.

(2) Cruveilhier. Encondrôme avec des kystes hématiques du testicule. Soc. An. p. 329, 1873.

(3) Conche. De la maladie kystique du testicule. Lyon, 1865,

proéminaient dans leur intérieur. Ces kystes étaient revêtus de cellules épithéliales, polyédriques, cylindriques, avec ou sans cils vibratiles, et caliciformes. M. Malassez fait remarquer que ces diverses variétés de cellules épithéliales sont disposées à la surface des kystes par groupes formés de cellules similaires (voir. pl. I, fig. 4 et 5). Ces kystes renfermaient au milieu d'une substance homogène, probablement de nature muqueuse et colloïde, des granulations pour la plupart de nature graisseuse et des cellules épithéliales desquamées semblables à celles qui revêtent la paroi kystique. Quel est le point de départ de cette néoformation kystique? Elle ne peut provenir des canaux de l'épididyme ni du corps d'Hyghmore. Puisque la masse kystique est enveloppée de toutes parts par le parenchyme testiculaire, c'est donc au sein même du testicule qu'elles se sont développées.

Il paraît rationnel, à première vue, d'admettre que les cavités kystiques résultent de la dilatation des canaux séminifères étranglés et oblitérés dans certains points de leur parcours; telle était l'opinion de A. Cooper et de Cruveilhier ; mais, d'une part, on ne peut saisir aucun intermédiaire entre ces cavités kystiques et les tubes séminifères qui les avoisinent, d'autre part on ne peut y comprendre que les cavités kystiques les moins volumineuses, dont le diamètre n'est pas plus grand que celui de ces tubes, et qui en diffèrent autant par la structure de leurs parois que par le polymorphisme de leur revêtement épithélial. Aussi M. Malassez préfère ne pas faire de théorie et se contente d'exposer les faits observés : pour lui, les kystes se développent par un mécanisme encore inconnu au sein du tissu conjonctif testiculaire et aux dépens de petits amas épithéliaux qui apparaissent dans les lacunes de ce tissu conjonctif et qui, d'abord pleins, se creusent bientôt d'une cavité centrale.

M. Malassez admet également que l'accroissement de la tumeur résulte du développement de nouveaux kystes produits par le même mécanisme (voir planche n° II) et de l'accroissement individuel des cavités kystiques, lequel est dû en partie à la rupture des parois qui les séparent et aux communications qui en résultent.

Cherchant alors la dénomination histologique qui convient à une tumeur de cette sorte, M. Malassez élimine successivement celle de sarcôme kystique, et kystôme (Waldeyer et Legros) et adopte le nom d'épithéliôme mucoïde qui a le mérite d'exprimer l'analogie de structure qui existe entre la surface des cavités kystiques et les surfaces muqueuses.

Parmi les tumeurs kystiques dont nous avons indiqué l'analogie, il en est une qui ne peut être entièrement assimilée à celle que M. Malassez a décrite ; cette tumeur est celle que nous avons nommée épithéliôma carcinomateux. Nous avons dit qu'elle était essentiellemont caractérisée par l'accumulation de cellules épithéliales dans l'intérieur des tubes séminifères, la distinction et la transformation kystiques de ceux-ci, l'atrophie de leur membrane fibreuse, et l'infiltration carcinomateuse du tissu conjonctif ambiant. Cette variété de tumeur est loin d'être propre au testicule ; nous l'avons souvent rencontrée, principalement dans la mamelle, et nous verrons qu'il en existe dans l'ovaire qui présentent avec elle les plus grandes analogies.

La manière de voir que nous venons d'exprimer est partagée par Birch-Hirschfeld qui, parlant de l'origine du carcinome du testicule, cite quelques exemples publiés par lui (Arch. de Heilk., IX) dans lesquels il a observé des lésions analogues. Waldeyer, dans ses grands articles sur le développement du carcinôme, soutient également l'origine épithéliale du carcinôme testiculaire et fait jouer dans le processus histologique un certain rôle aux cellules endothéliales perivasculaires (Perithelzellen de Eberth).

Wettergeen (1) place au contraire le point de départ de l'épithéliôme dans l'épithélium des vaisseaux lymphatiques.

Les autres cas ne sont pas, non plus, comparables au cas de M. Malassez ; ils sont relatifs, en effet, à des tumeurs dont la structure est plus compliquée : aux cavités kystiques qu'il a décrites s'ajoutent des perles et des kystes épidermiques ; en outre, le stroma, au lieu d'être purement sarcomateux, renferme aussi des masses ostéoïdes, cartilagineuses, et des muscles lisses et striés.

Malgré ces différences, il existe entre ces tumeurs les plus grandes analogies ; l'origine des cavités kystiques qui les caractérisent paraît être la même, et la formation des kystes et des perles épidermiques n'est qu'un cas particulier de leur évolution. Il peut arriver, en effet, que les cavités kystiques, au lieu de présenter un revêtement d'épithélium cylindrique ou caliciforme, offrent un revêtement plus ou moins épais d'épithélium stratifié dont les différentes couches rappellent par leur structure et leur évolution celles de l'épiderme normal ; d'autres fois, ces cavités sont remplies d'une masse épithéliale pleine, formée de cellules dont les plus internes subissent la dégénérescence cornée, et, par ce mécanisme, se transforment en cavités kystiques.

L'étude comparative des néoplasies homologues dans

(1) Wettergeen. *Nord. Med. Arch.*, IV.

les différents organes restreint dans une large mesure ce que sembleraient avoir de singulier les caractères de la tumeur du testicule que nous venons de décrire. Nous comparerons principalement les kystes du testicule à ceux de l'ovaire dont nous devons la description aux travaux de Wilson Fox (1) et surtout aux belles recherches de MM. Malassez et de Sinéty (2). Les kystes de l'ovaire que nous avons en vue ont été, jusqu'à ces dernières années, appelés *kystes proligères* multiloculaires ou gélatiniformes. C'est M. Malassez qui leur a donné un nom plus explicite et plus en rapport avec leur véritable nature. Se fondant sur leurs caractères histologiques et sur leur origine probable, il les a rangés dans la classe des épithéliômes et nommés: *épithélioma mucoïde*. Ces tumeurs de l'ovaire, en effet, consistent en kystes à parois lisses ou végétantes recouvertes d'une couche de cellules cylindriques, vibratiles ou caliciformes ; ailleurs, leur revêtement épithélial serait stratifié, et les cellules qui le composent présentent des formes métatypiques. Ces cellules peuvent s'accumuler en certains points de manière à former des végétations de nature épithéliale.

Ces kystes renferment un liquide dont la composition chimique et les caractères organoleptiques varient suivant la structure du revêtement épithélial et la nature des parois. Certains kystes, en effet, contiennent un liquide clair et transparent, sans viscosité, semblable à l'eau pure ; d'autres, un liquide visqueux souvent même

(1) WILSON FOX. Sur l'origine, la structure et le développement des kystes de l'ovaire. (Journal de l'Anat. 1865, p. 323.

(2) MALASSEZ et DE SINETY. Sur l'origine, la structure et le développement des kystes de l'ovaire. Archives de physiologie normale et pathologique, 1877, p. 129.

à demi concret et fréquemment chargé de mucine ; d'autres enfin, un liquide plus ou moins hémorrhagique ou présentant les caractères du pus.

La multiplication des kystes a été expliquée de deux manières différentes ; pour les uns, et en particulier par Wilson-Fox, les nouveaux kystes résulteraient de l'accolement en certains points des villosités qui hérissent les parois kystiques.

M. Malassez repousse cette manière de voir : pour lui, les nouveaux kystes proviendraient, comme ceux du testicule, de petits amas de cellules épithéliales qui s'accroissent et se creusent d'une cavité centrale.

Quant à ce qui est du point de départ de ces kystes, M. Malassez les fait provenir de l'épithélium germinatif de Waldeyer et peut-être des tubes de Pflüger. On sait en effet que l'ovaire est entouré d'une couche d'épithélium prismatique, cet épithélium enverrait dans l'intérieur du parenchyme ovarien des prolongements tubulés aux dépens desquels se formeraient les cavités kystiques. Dans certains cas, d'ailleurs, la prolifération épithéliale se fait vers l'extérieur, et c'est ainsi que se développent ces tumeurs intra-péritonéales, ayant l'apparence de choux-fleurs et qui se rattachant à l'ovaire par un pédicule qui peut même se rompre et les laisser s'accroître librement dans la cavité péritonéale. Ces tumeurs, dont nous avons plusieurs exemples, sont creusées de kystes analogues à ceux que nous venons de décrire et revêtus extérieurement par les mêmes couches épithéliales qui revêtent les parois des kystes du testicule ; elles ne sont en définitive qu'un cas particulier du processus dont nous venons de parler.

IV. — Tumeurs myéloplaxes du testicule (Sarcôme angioplastique (Malassez et Monod).

Nous voulons dans ce chapitre dire quelques mots d'une observation de cancer hématoïde du testicule qui a été récemment publiée par MM. Malassez et Monod (1) Le principal intérêt de cette tumeur est la présence de nombreux myéloplaxes, sur la structure et la signification morphologique desquels les faits observés par ces auteurs sont de nature à jeter quelque lumière.

Il s'agit d'un jeune homme de 27 ans, qui succomba dans le service de M. Guyon à la généralisation d'une tumeur du testicule gauche. A l'autopsie on trouva :

1° Au centre du testicule gauche, une tumeur constituée par des masses caséeuses séparées par des tractus fibro-vasculaires.

2° En avant de la colonne vertébrale, une masse de ganglions hypertrophiés qui présentaient, les plus petits une consistance pulpeuse et une coloration rougeâtre, les plus volumineux, des hémorrhagies et des portions caséeuses.

3° Dans le foie, des tumeurs arrondies du volume d'un pois à celui d'un marron, ayant l'aspect de cavités remplies de végétations, et des caillots sanguins, présentant également des portions caséeuses.

4° Il existait des tumeurs semblables dans la rate, les reins et les poumons.

Les préparations microscopiques ont montré que ces tumeurs peuvent être rangées parmi les sarcomes à myéloplaxes, qui forment aujourd'hui, grâce aux travaux de

MM. Robin (1) et Nélaton (2), Jean Müller (3), Virchow (4) et Pajet (5), un groupe assez bien défini.

Ces myéloplaxes, que MM. Malassez et Monod ont étudiés minutieusement, sur des coupes et des dissociations, présentent la structure suivante : ils consistent en grandes masses protoplastiques, de formes très-irrégulières, qui s'anastomosent les unes avec les autres de manière à former une sorte de réseau.

Ces masses sont formées par une substance granuleuse parsemée de nombreux noyaux munis de nucléoles volumineux. Leur surface est rarement lisse, elle est au contraire hérissée de petits prolongements qui se terminent en pointe et quelquefois par un petit renflement sphérique. Les anastomoses que ces masses envoient présentent une structure analogue, mais les noyaux, qui d'ailleurs manquent dans les plus minces, sont généralement dirigés suivant l'axe de ces prolongements, et les granulations protoplasmiques sont disposées en séries linéaires qui donnent lieu à une apparence de striation longitudinale.

D'autre part, ces masses protoplasmiques sont souvent creusées de vacuoles arrondies ou elliptiques qui sont quelquefois tellement superficielles qu'elles ne sont séparées que par une mince couche de protoplasma condensé et homogène. D'autres fois, elles sont tellement nombreuses qu'elles donnent aux myéloplaxes un aspect qui rappelle

(1) Robin. Comptes-rendus de la Soc. de Biologie, 1849, 20 oct. p. 119.

(2) Nélaton. Tumeurs à myéloplaxes. Thèse Paris, 1860.

(3) Müller. Ueber den feineren Bau der Geschwülste, p. 6. Berlin, 1838.

(4) Virchow. Traité des tumeurs, trad. franç., t. II, p. 208.

(5) Paget. Lectures on surgical pathol. 1853, t. II, p. 212, fig. 31. B.

celui de la mousse de savon. Dans un cas, MM. Malassez et Monod ont observé une de ces cavités qui paraissait se continuer avec un capillaire sanguin.

Un fait très-important, sur lequel les auteurs du mémoire que nous analysons insistent tout particulièrement et qu'ils ont fait représenter dans les planches qui accompagnentleur travail, est la présence, dans un certain nombre de ces cavités, et généralement dans les plus volumineuses, de globules du sang, rouges et blancs. Nous reviendrons tout à l'heure sur la signification morphologique de ce fait important.

Les éléments caractéristiques de cette tumeur sont certainement les masses protoplasmiques à noyaux multiples que nous venons de décrire et dont la connaissance remonte aux travaux de Jean Müller (1) et de Rokitansky (2), qui les considéraient comme des cellules-mères et les avaient observées dans plusieurs tissus néoplasiques, tandis qu'ils étaient pour Lebert (3) caractéristiques de la tumeur fibro-plastique.

Plus tard, M. Robin a décrit les mêmes éléments dans la moelle des os, sous le nom de myéloplaxes et il les croyait, au point de vue pathologique, propres aux tumeurs d'origine osseuse. En 1860, Eugène Nélaton consacra sa thèse inaugurale à la description de ces tumeurs auxquelles il reconnaît pour caractères anatomiques : une coloration rougeâtre et la présence de myéloplaxes, et pour caractère clinique, une bénignité relative. Cette

(1) JEAN MÜLLER. Ueber den feineren Bau der Geschwälste, p. 6, Berlin, 1838.

(2) ROKITANSKY. Lehrbuch der pathol. anat. 1855, t. I, p. 91 et fig. 29.

(3) LEBERT. Physiol. path, 1845, t. II, p. 125, p. XXII, fig. 2, pl. XIV, fig. 3, 6, 9, 12, Chirurgische Abhandlungen, p. 134.

dernière opinion n'a pas tardé, du reste, à être démentie par un certain nombre de faits : plusieurs auteurs, en effet, ont signalé des tumeurs à myéloplaxes d'origine osseuse qui se sont généralisées ; nous pouvons citer, en particulier, le cas présenté par M. Robin à la Société anatomique dont l'examen microscopique avait été fait par M. Chambard.

Virchow (1), cependant, et M. Ranvier (2) montrèrent bientôt que les tumeurs à myéloplaxes, bien loin d'être spéciales au tissu osseux, pouvaient se rencontrer dans tous les tissus de l'organisme, et le premier de ces observateurs a fait abandonner la dénomination de myéloplaxes et adopter celle de cellules géantes.

Depuis cette époque, les travaux qui ont eu les cellules géantes pour objet se sont succédés avec une grande rapidité, et ces éléments ont été décrits dans un grand nombre de circonstances normales ou pathologiques. Les recherches de Heidenhain (3), Ziegler (4), Weiss (5) et Baumgarten (6) ont montré la possibilité de la production

(1) Virchow. Psammomes et Gliomes (Pathologie des tumeurs), 18e leçon, t. II; sarcômes, 19e leçon. Même volume.

(2) Ranvier (et Cornil) Manuel d'anatomie pathologique. Paris, 1869, p. 113 et suiv. et Bulletin de la Soc. anat. 1862, 1865, 1866.

(3) Heidenhain. Ueber die Verfettung fremder Körper in der Bauchhöhle lebender Thiere. Thèse inaug. Breslau, 1872.

(4) Ziegler. Experimentelle Untersuchungen über die Herkunft der Tuberkelemente, mit besonderer Berücksichtigung der Histogenese der Riesenzellen. Broch. Wurzbourg. 1875, 5 pl. et Untersuchungen über pathologische Bindegewehe und Gefassneubeldung. Broch. Wurzbourg, 1876, 7 pl.

(5) Weiss. Ueber die Bildung and Bedeutung der Riesenzellen und über epithelartige Hallen welche um Fremdkörper herum im Organismus sich bilden Virchow's Archiv. 1876, t. LXVIII, p. 59.

(6) Baumgarten. Centralbl. J. med. Weiss, 1878, n° 13, p. 225. Voir Aufrecht ibid. 1877, n° 28.)

expérimentale des cellules géantes chez les animaux. Virchow, Rokitansky (1), Wagner (2), Busch (3), Langhans, (4) Schuppel (5) étudièrent les cellules géantes dans le tubercule, les regardant les uns, comme un élément caractéristique de la néoplasie tuberculeuse, et les autres, comme un élément constant, mais non spécifique. D'autre part, certains auteurs, Hering et récemment M. Cornil (6), nièrent la cellule géante tuberculeuse ; d'après eux, on a pris pour des éléments spéciaux des coupes de vaisseaux aux oblitérés par un caillot fibrineux.

Les cellules géantes existent également dans les inflammations non tuberculeuses spécifiques ou non, et dans un certain nombre de tumeurs composées de tissus de granulations. MM. Cornil et Ranvier (7) les ont rencontrées dans les inflammations fibrineuses des membranes séreuses. Friedlænder (8) les a vues dans la pneumonie traumatique résultant de la section des nerfs récurrents. On les a constatées également dans le lupus tuberculeux, les syphilômes Baumgarten (9), Browicz (10), dans les

(1) Rokitansky. Lehrbuch der pathol. Anat. 1855, t. I, p. 295, p. 121.

(2) Wagner. Arch. j. Heikunde, t. II, p. 33.

(3) Busch. Virchow's Archiv. 1866, t. XXXV, p. 449.

(4) Langhans. Virchow's Arch. t. XLII, p. 384.

(5) Schuppel. Lympdrüsentuberculose. Broch., Tubingen 1871 et Arch. der Heilkunde 1872 et Wagner's Archiv, t. XIII.

(6) Cornil. Gazette médicale de Paris, 1870, p. 175. Voir aussi Hering. Histologische u. experimentelle studien über die Tuberculose. Broch. Berlin, 1873, Prag.

(7) Cornil et Ranvier. Manuel d'anatomie pathologique. Paris, 1869, p. 458 et suiv.

(8) Friedlander. Ueber locale tuberculose. Samn. Klin. Verträge von Valkmann, 1874, n° 64 et Bemerkungen über Riesenzellen und ihr Verhältniss zur Tuberculose. Berlin. Klin. Wochenseh., 1874, n° 37.

(9) Baumgarten. Riesenzellen und syphilis. Centralbl. f, med. Wissensch, 1876, n° 45 et 1877, n° 22.

(10) Browicz. Riesenzellen in Syphilomen. Ibid., 1877, n° 19, p. 337.

bourgeons charnus (Jacobson) (1), enfin, dans les fongosités des tumeurs blanches articulaires et, en résumé, dans tous les tissus pathologiques formés par du tissu conjonctif en voie de développement.

En réalité, les éléments décrits sous le nom de *cellules géantes* peuvent être divisés en plusieurs espèces ; telle est l'opinion professée par M. le professeur Charcot dans ses leçons de l'année dernière sur la tuberculose pulmonaire. Pour lui, les cellules géantes expérimentales n'ont pas le même caractère que celles que l'on rencontre dans les tumeurs sarcomateuses, et ces dernières diffèrent notablement de celles qu'il considère comme un élément important, mais non constant ni spécifique du tubercule.

Laissant de côté ces différentes variétés, nous nous occuperons seulement des cellules géantes des tumeurs et en particulier de celles du sarcôme, en insistant sur les travaux récents qui paraissent montrer leur rapport avec le développement d'un tissu vasculaire pathologique.

Wegner (2) paraît avoir vu le premier la relation qui existe entre les myéloplaxes et le système vasculaire ; il leur fait jouer un rôle sous le nom d'ostéoclastes, dans la résorption du tissu osseux. Lewschin aurait obtenu des injections pénétrant par les vaisseaux sanguins jusqu'au milieu des masses protoplasmiques. Bradowsky, dans un mémoire important sur les cellules géantes, dans lequel il passe en revue les travaux de ses devanciers et tous les cas dans lesquels ces éléments ont été observés, a décrit et figuré la communication des cellules géantes avec les vaisseaux sanguins, et propose de substituer à

(1) Jacobson. Ueber das Vorkommen von Riesenzellen in gut granalirenden Wunden Virchow's Arch., t. LXV, p. 120.

(2) Wegner. Myeloplaseen und Knochen-resorption. Virchow's Archiv t. LVI, p. 505.

ce nom celui d'angioblastes. Lewschin (1) admet la transformation des cellules géantes en vaisseaux par production de vacuoles ou de cavités sanguines dans leur intérieur comme un fait général dans l'histoire du développement vasculaire. Il leur assimile les myéloplaxes de la moelle osseuse et les cellules vaso-formatives de M. Ranvier. — L'observation de MM. Monod et Malassez est un fait qui semble permettre de transporter dans le domaine de l'anatomie pathologique les résultats des observations de Kölliker (2), Wegner, Lewschin dans celui de l'anatomie normale. Ces éléments, en effet, peuvent être comparés à ceux que Rouget (3) a décrits sous le nom de cordons angioplastiques, et M. Ranvier (4) sous celui de cellules vaso-formatives. Ce sont des vaisseaux en voie de développement et arrêtés dans leur évolution, de véritables vaisseaux métatypiques (Malassez et Monod) ; aussi ont-ils cru devoir donner à cette tumeur le nom de *sarcôme angioplastique*.

Nous avons cru devoir entrer dans quelques détails sur l'histoire encore si peu connue des tumeurs angio-

(1) Lewschin, Ueber die terminolen Blutgefüssen in den primitiven Markraumen, der Rohrenknochen, etc. Bulletin de l'acad. des sciences de Saint-Pétersbourg, 1072, t. XVII, p. 17.

(2) Kölliker. Die Verbreitung und Bedeutung der vielkernigen zellen der Knocgen und Zähne. Verhandl. der Wurzh. physik. und Gessellschaft 1872, t. II, p. 4. Trad. franç. avec quelques additions dans les archives de zoologie expérimentale, 1873, p. 1. Die normale Resorption des Knochengewebs und ihre Bedeutung f. die Entotehuug der typischen Knochenformen. Broch. in-4. Leipzig, 1873. Knochen-resorption u. interstitielle Knochenwachstum. Verhandl der phys. med. Gesellschaft. Zu Wurzbourg, t. V, 1875.

(3) Rouget. Mémoire sur le développement, la structure et les propriétés physiologiques des vaisseaux sanguins et lymphatiques. Archives de phys. 1873.

(4) Ranvier. Du développement et de l'accroissement des vaisseaux sanguins. Ibid. 1874. Voir aussi Traité technique, chap. XIII, p. 615.

plastiques, et sur une nouvelle conception d'un certain nombre des éléments que l'on a décrits jusqu'à ces dernières années sous la dénomination commune de myéloplaxes et de cellules géantes ; nous l'avons fait à cause de l'intérêt de l'observation qui sert de base à ces chapitres de notre thèse et de l'importance du mémoire que MM. Malassez et Monod lui ont consacré, et dans lequel on trouvera un exposé aussi clair que complet de cette importante question (1).

V. — Lymphadénomes.

Observation I. (*M. Nicaise*). — (Communication personnelle.) — R..., âgé de 52 ans, bijoutier, entre le 8 octobre 1877 dans le service de M. Nicaise.

9 octobre. Rien dans les antécédents personnels ou héréditaires qui intéresse l'état actuel. Son frère est peut-être mort d'un cancer du rectum.

Dans le courant du mois de janvier 1877, le malade s'aperçut qu'il portait à gauche, sur la paroi thoracique, un peu en dehors du mamelon, une petite tumeur de la grosseur d'une noisette. Elle fit de rapides progrès. Deux autres semblables se superposèrent à court intervalle à cette tumeur première, et se fondirent plus tard en une seule masse.

Au mois d'avril, le malade a eu, dit-il, une éruption généralisée, accompagnée de fièvre et a été obligé de garder le lit pendant quinze jours ou trois semaines. Cette éruption, qu'il qualifie de rougeole, aurait eu une marche intermittente, comme à répétition, disparaissant pour reparaître deux ou trois jours plus tard. Il montre sur les bras et et les jambes de petites plaques brunâtres

(1) La bibliographie de cette partie de ma thèse a été empruntée au travail de MM. Malassez et Monod.

qu'il dit être la trace de cette éruption. Il n'avoue pas de syphilis et l'on n'en trouve pas de traces.

Aussitôt après cette éruption, il ressentit des douleurs vives dans les reins. Ces douleurs lancinantes se prolongeaient jusqu'aux extrémités inférieures. Il y a deux mois environ, il s'aperçut que son testicule droit était devenu plus volumineux que le gauche ; depuis, cet organe n'a pas cessé de grossir.

Depuis trois semaines, le malade se plaint de tousser ; il dit que ses crachats, peu abondants, sont parfois striés de sang. Depuis deux mois et demi, diarrhée abondante (8 à 10 selles par jour) ; elle serait survenue subitement. Il dit avoir été soigné pour un tænia, il y a trente-cinq ans.

Etat actuel. — Le malade présente un teint brun, jaunâtre, qu'il dit lui être naturel ; pas de coloration des culs de-sac conjonctivaux.

Dans l'aisselle gauche et débordant son bord antérieur, on trouve une tumeur grosse environ comme une tête d'enfant, se reliant au tronc par un prolongement qui se continue insensiblement avec elle, et qui va en s'aplatissant vers la paroi thoracique. La masse musculaire pectorale est soulevée par ce prolongement en lame. La masse de la tumeur est mobile sur la cage osseuse. En haut, elle s'insinue sous la clavicule qu'elle repousse en haut et en arrière, et qu'elle déborde, en empiétant sur le triangle sus-claviculaire. La tumeur n'est pas lobulée. La circulation veineuse superficielle est assez développée. En certains points, et particulièrement au niveau du bord externe, on perçoit des battements isochrones à ceux du pouls ; pas de souffle ni d'expansion. La consistance est assez molle et uniforme ; on ne trouve nulle part de fluctuation.

La coloration et la souplesse de la peau sont normales presque partout, sauf en un point situé à la partie inférieure et antérieure de la tumeur où se trouve une petite plaque d'environ 3 centimètres carrés, irrégulière, au niveau de laquelle la peau est rouge et adhérente. La température de la tumeur est plus élevée que celle des membres. Mais il n'y a pas de phénomènes inflammatoires locaux, et cette différence semble tenir à l'activité du processus néoplasique. Indolence spontanée et à la pression de la tumeur, excepté au point d'adhésence mentionné ci-dessus, où le malade accuse la sensation de pointes d'aiguilles. Le bras gauche est le siége de phénomènes qui tiennent à la compression du paquet vasculo-nerveux de l'aisselle. Adénie peu marquée; fourmillements, engourdissements qui gênent peu le malade.

Le *testicule droit* présente le volume d'un gros œuf de dinde; on ne peut distinguer dans la masse ce qui appartient au testicule de ce qui appartient à l'épididyme. La surface en est unie. Il est indolore spontanément et à la pression. Sa consistance est uniforme et analogue à celle du tissu fibreux. Il n'y a pas de liquide dans la tunique vaginale.

Au point de vue fonctionnel, le malade dit qu'il est impuissant depuis une dizaine d'années. Le testicule gauche paraît sain, mais un peu mou. Il y a un peu de liquide dans la tunique vaginale de ce côté.

Ce sont les douleurs sciatiques qui tourmentent le plus le malade. Il prétend qu'il ne peut dormir. A l'examen, on ne détermine de douleurs à la pression ni aux points d'élection, ni sur le trajet de la colonne lombaire.

La sensibilité tactile et thermique est normale. Les réflexes semblent exagérés. Au moindre contact, on provoque des rires et des chatouillements.

Le malade se plaint d'avoir de la difficulté à uriner. L'urèthre (cathétérisé) est normal. Il y a de légères traces d'albumine dans l'urine. Diarrhée abondante (7 à 8 selles par jour). Langue sèche, soif vive, anorexie ; pas de vomissements, pas de douleurs de ventre spontanées ni à la pression.

Cœur normal. A l'ascultation des poumons on trouve une respiration un peu bruyante partout, sans bruits anormaux. On entend les bruits du cœur jusque dans la fosse sous-épineuse droite. Pas de matité à la percussion, excepté au niveau de la tumeur. (Région thoracique antérieure gauche.)

Prescription : iodure de potass., 2 gr.

10 octobre. Même état.

Prescription : Iod. potass., 2 gr.

Bismuth } *aa* – 4 gr.
Diascordium }

Selles liquides, verdâtres, pas de sang.

11. Même état.

12. Diarrhée moins abondante, bouche plus sèche. La langue se couvre d'un enduit brunâtre. Rien de changé dans les signes physiques. Le malade semble maigrir assez rapidement. Le changement est sensible depuis son entrée.

13. Fuliginosités plus abondantes. Intelligence complétement conservée. Diarrhée réduite à 2 ou 3 selles en 24 heures.

Suppression de l'iodure de potassium.

14. Le malade rend sans toux, par simple expuition, des crachats sanglants, brunâtres, un peu fétides et très-visqueux. L'examen des poumons ne donne rien de plus qu'auparavant.

15-16. Même état. L'expuition de mucosités sanglantes est plus abondante et la fétidité de l'haleine s'accentue; l'œdème du bras gauche augmente.

Le malade est plongé dans une somnolence continuelle dont on le tire assez facilement. On a alors des réponses nettes; il ne se plaint que de la sécheresse de la bouche.

17. 7 heures et demie du soir. Ecoulement de sang abondant par la bouche, sans toux et sans efforts de vomissement. Le malade se plaint d'uriner difficilement. La quantité d'urine rendue en 24 heures est normale. Il n'y a pas de sang dans l'urine, mais un peu d'albumine; pas de sucre.

18. La bouche est pleine de caillots visqueux qui font adhérer la langue au palais. Même état de somnolence. Pas de taches purpurines sur le corps ni d'hémorrhagies par d'autres voies.

19. Même état. La langue est ramassée en un globe et paraît augmentée de volume. Elle est toujours collée au palais.

20. Mort à 6 heures du matin.

21. *Autopsie*. 26 heures après la mort.

1. *Tumeur de l'aisselle.* — Les ganglions sus-claviculaires et cervicaux à gauche forment une masse du volume d'une tête d'adulte qui soulève les grand et petit pectoraux et le grand dorsal, s'engageant, en arrière, entre l'omoplate et le thorax, et, en avant, remontant jusque sur les parties latérales du cou, en passant sous la clavicule. La tumeur est enkystée par places, et se décolle difficilement. En d'autres endroits, elle envoie des prolongements qui s'infiltrent en lames dans le tissu cellulaire voisin. La consistance est molle ; à la coupe elle présente l'aspect franchement encéphaloïde. De

nombreux tractus fibreux cloisonnent très-irrégulièrement sa masse. La coloration est d'un gris blanchâtre, parsemé de noyaux bruns. Il y a de nombreux petits foyers d'hémorrhagies. En un point, dans l'épaisseur du parenchyme, on trouve un caillot sanguin cruorique du volume d'un gros œuf de poule. Près de ce foyer hémorrhagique, deux petites masses caséeuses jaunâtres entourées d'un cercle d'infiltration sanguine.

2. *Testicules.* — Le tissu du testicule gauche est jaunâtre, graisseux, peu vasculaire.

Le testicule droit est augmenté de volume ; il mesure 8 centimètres dans son diamètre vertical, 6 dans son diamètre antéro-postérieur.

La cavité vaginale ne contient pas de liquide. Sur la tunique albuginée, on trouve des plaques saillantes, rosées, surtout sur le bord antérieur et sur la face externe. A la coupe, le tissu est jaunâtre, d'une teinte uniforme, un peu plus rougeâtre vers le bord supérieur. La dégénérescence paraît avoir envahi régulièrement tout le parenchyme testiculaire, le corps d'Highmore et l'épididyme.

3. *Langue.* — Epaisse, globuleuse, un peu augmentée de volume. A la coupe, sur la ligne médiane et près de la base, le tissu musculaire est le siége d'une infiltration sanguine diffuse. La muqueuse semble saine.

4. *Estomac.* — Rien de spécial à l'estomac dont la muqueuse présente l'aspect cadavérique normal.

5. *Intestin.* — L'intestin grêle est congestionné dans son tiers moyen. Dans son tiers inférieur, sur une étendue de 50 à 60 centimètres environ, on constate au milieu d'arborisations vasculaires plus accentuées qu'à l'état normal, une grande quantité de petites taches ecchymotiques dont les dimensions varient depuis celles d'un point jusqu'à 5 centimètres de diamètre. Les plaques de

Peyer ont l'apparence d'une barbe fraîchement rasée, sans tuméfaction. A partir du cæcum jusqu'à l'extrémité inférieure du tube digestif, on constate une rougeur très-intense, surtout dans le côlon ascendant, et au milieu de la muqueuse enflammée, apparaissent de petites taches grisâtres, légèrement élevées, et quelques petites ecchymoses semblables à celles de l'intestin grêle.

6. *Le foie* présente les diamètres suivants : le transversal est de 28 centimètres, l'antéro-postérieur du lobe droit de 20 centimètres, l'antéro-postérieur du lobe gauche de 17 centimètres.

On ne trouve aucun noyau encéphaloïde dans le parenchyme dont les lobules ont un aspect fortement granulé et une teinte jaune brunâtre.

Le vésicule biliaire renferme un liquide d'aspect séro-purulent, de couleur gris foncé, et une quantité considérable de petits calculs biliaires noirâtres. Au niveau de la partie supérieure du fond de la vésicule, en dehors des parois, existe une petite collection purulente. Les parois de la vésicule sont épaissies. Autour du canal cystique, se trouve une masse conoïde de tissu encéphaloïde s'étendant du col de la vésicule au sillon transverse. La muqueuse de la vésicule biliaire paraît saine.

7. *Rate.* — Elle est très-considérable, 22 centimètres de largeur ; elle ne renferme aucun noyau néoplasique.

8. *Reins.* — Le droit a 22 centimètres de hauteur, recouvert de la capsule surrénale : 17 centimètres sans elle. On le dépouille facilement de son atmosphère celluIaire qui paraît intacte. La surface est lisse, mais bosselée. Sa coloration est marbrée gris et brun avec de nombreux petits points ecchymotiques. Sa consistance est molle. A la coupe, le tissu encéphaloïde a envahi toute la substance corticale, à part quelques points qui

ont conservé un aspect à peu près normal. Quatre pyramides paraissent avoir conservé leur structure. La capsule surrénale droite est envahie par la dégénérescence et transformée en une masse encéphaloïde ayant conservé la forme de la capsule. Longeant le bord supéro-externe de cette masse, on trouve une petite bande de tissu jaunâtre qui semble être un vestige de la capsule. Calices et bassinets sont normaux.

Le rein gauche a 25 centimètres de hauteur avec la capsule surrénale, 19 centimètres sans elle et 24 centimètres de circonférence au hile. De ce côté l'atmosphère péri-rénale est infiltrée, mais n'adhère pas à la glande qu'on isole facilement. L'aspect extérieur est le même que celui du rein droit, et on constate les mêmes lésions à la coupe.

Deux pyramides seules paraissent conservées et, autour d'elles, on trouve un peu de substance corticale. Le rein gauche paraît plus profondément altéré que le droit.

La capsule surrénale gauche présente les mêmes altérations que la droite. A la partie supérieure de la masse encéphaloïde qui la remplace, on trouve aussi une petite masse jaunâtre qui paraît être le vestige de la capsule. Le calice et les bassinets sont normaux.

Attenant à la tumeur rénale gauche, on trouve une *chaîne de ganglions* énormes, encéphaloïdes, et descendant le long de la colonne jusqu'à l'angle sacro-vertébral.

9. *Vessie.* — Le bas-fond est très-vasculaire, avec quelques points ecchymotiques. Les uretères sont normaux.

10. *Prostate.* — Cet organe est augmenté de volume. Il est de la grosseur d'une pomme d'api. A la coupe on observe un aspect analogue à celui du testicule droit, et

uniforme. On ne trouve nulle part de tissu prostatique sain. A gauche et en bas, la paroi vésicale est elle-même un peu infiltrée. Le calibre de l'urèthre au niveau de la portion prostatique n'est pas sensiblement diminué. Les vésicules séminales sont atrophiées et contiennent un liquide grisâtre, les canaux déférents semblent sains.

11. *Cerveau.* — La boîte crânienne et la dure-mère sont saines. On trouve sur la pie-mère au niveau de la partie moyenne de la circonvolution marginale postérieure une petite tumeur de la grosseur d'un haricot et d'aspect caséeux à la coupe.

12. *Moelle.* — La cavité médullaire ne présente rien de particulier. L'aspect extérieur de la moelle est normal. A l'œil nu, on ne constate rien d'anormal sur des coupes faites à 0m,04 ou 0m,05 l'une de l'autre, sur toute sa hauteur.

13. *Cœur.* — Normal.

14. *Poumons.* — Un peu de congestion hypostatique, le gauche surtout. Pas de noyaux dans le parenchyme ni dans les ganglions du médiastin. Sur le bord antérieur du poumon gauche, dans l'épaisseur de la plèvre viscérale, on constate des traînées linéaires, de petites masses anthracoïdes avec un point central jaunâtre.

Examen microscopique (Chambard). 1° *Foie.* — A un faible grossissement, les canaux portes et les espaces interlobulaires n'ont subi qu'un très-léger élargissement; les cellules hépatiques ont conservé leur disposition trabéculaire normale, elles ne sont pas altérées, sauf en quelques points, où elles renferment de grosses gouttes de graisse. A des grossissements plus considérables, on trouve les canaux biliaires entourés d'une zone conjonctive de nouvelle formation : péri-angiocholite scléreuse ; le tissu conjonctif ambiant est infiltré d'éléments embryonnaires ; l'épithélium est parfaitement conservé ; pas d'altérations des artères ni des veines.

Dans l'intérieur des lobules, on trouve des îlots d'altérations qui présentent les caractères suivants : les trabécules hépatiques sont écartées et déviées de leur direction normale ; l'espace qui les sépare est rempli par du tissu conjonctif réticulé, dont les mailles renferment des cellules lymphatiques. A ce niveau, les cellules hépatiques disparaissent par atrophie simple ; autour de ces îlots, les capillaires lobulaires sont fortement dilatés et les gaînes lymphatiques qui les entourent renferment un nombre assez considérable de globules blancs.

2° *Testicule.* — La tunique albuginée est infiltrée de cellules lymphatiques, principalement dans sa zone la plus interne.

Le tissu conjonctif testiculaire est transformé en tissu conjonctif réticulé, caractérisé par des fibres fines assez réfringentes, à direction rectiligne, entre-croisées dans toutes les directions.

A la surface de ces fibres sont appliquées des cellules plates, et les mailles qu'elles forment sont remplies de cellules lymphatiques que l'on peut chasser par le pinceau. Les vaisseaux qui parcourent le stroma de la tumeur ont également un aspect caractéristique ; ils consistent en capillaires à parois propres revêtues intérieurement d'une couche endothéliale et donnant extérieurement insertion aux fibres du réticulum.

La tunique fibreuse des canaux séminifères est également transformée en tissu réticulé, dont les mailles, plus étroites que celles du stroma, retiennent plus fortement les cellules qui y sont contenues. En effet, sur les coupes traitées par le pinceau, les canaux séminifères coupés transversalement apparaissent comme des zones granuleuses colorées en rouge, tandis que les portions voisines ne sont représentées que par un fin réticulum presque entièrement vide d'éléments cellulaires.

Observation II (*M. Duplay*). — Vers le mois de novembre 1876, un homme, âgé de 50 ans, se présenta dans le service de M. Duplay, à l'hôpital Saint-Louis, se plaignant de différents troubles fonctionnels que M. Duplay attribua à une tumeur des fosses nasales. Cette tumeur, d'abord considérée comme de nature syphilitique, fut soumise au traitement spécifique sans résultat. M. Duplay alors en reconnut la nature sarcomateuse et en fit l'ablation le 14 février. En 1878, la tumeur récidiva et se généralisa ; lorsque nous vîmes le malade à la fin de cette année, la peau de la tête et de la partie supérieure de la poitrine était couverte de tumeurs, les unes assez consistantes, les autres complétement ramollies : la face et le cou avaient pris un aspect véritablement monstrueux. D'autres tumeurs existaient, à l'état de dissémination, sur différents points du corps. Il mourut le 12 novembre 1878. A l'autopsie, on constata que les deux testicules étaient transformés en masses d'apparence sarcomateuse, ainsi que le pancréas. Il n'existait aucune tumeur dans le foie ni dans les poumons.

Examen histologique (1). — 1° *Tumeur des fosses nasales :* Lymphadénôme.

2° *Tumeurs de la peau.* — L'examen microscopique a porté successivement sur des morceaux de peau qui pa-

(1) Collection du laboratoire d'histologie du Collége de France, série B, n° 146.

raissaient normaux; sur les tumeurs les plus petites et sur les plus volumineuses.

Sur la portion saine en apparence, à quelque distance de la tumeur, la peau présente des altérations qui, si elles n'offrent rien de caractéristique, n'en sont pas moins très-manifestes. Les fibres conjonctives du derme sont séparées les unes des autres par des rangées de cellules lymphatiques qui occupent et qui dessinent les espaces conjonctifs. Cette altération, qui paraît être de nature purement inflammatoire, ne diffère pas sensiblement de celle que l'on rencontre à la périphérie des gommes syphilitiques de la peau (Chambard) (1).

Les tumeurs présentent une structure analogue, mais les éléments lymphatiques deviennent de plus en plus nombreux, au fur et à mesure que l'on se rapproche de la partie centrale; ils dissocient les fibres conjonctives qui semblent disparaître devant eux.

Le siége de cette néoplasie cellulaire se trouve surtout dans les parties profondes du derme et même dans le tissu conjonctif sous-cutané. Les cellules lymphatiques, au voisinage des vaisseaux artériels et veineux, infiltrent leur tunique interne, mais respectent leur tunique moyenne; autour des glandes sudoripares, elles se montrent généralement en assez grand nombre, mais sans pénétrer dans leur tunique fibreuse; la gaîne lamelleuse et la gaîne fibreuse jouissent de la même immunité. Au niveau des pelotons adipeux sous-cutanés, le tissu conjonctif qui sépare les cellules adipeuses est également infiltré de cellules lymphatiques.

On ne rencontre dans aucun point de cette tumeur de vaisseaux à parois embryonnaires ou dépourvus de pa-

(1) Chambard. *Gommes de la peau*, Société anatomique, 1878.

rois propres. On y trouve des veines et des artères bien développées, et les vaisseaux capillaires ont un double contour qui ne permet aucun contact direct entre le sang qu'ils renferment et le tissu embryonnaire qui les entoure.

3° *Tumeur du testicule.* — Le tissu de l'épididyme a subi un certain degré de sclérose et renferme un petit nombre d'éléments embryonnaires, principalement au niveau des canaux épididymaires ; les vaisseaux sont dilatés.

Les altérations du testicule sont comparables à celles de la peau et, contrairement à ce qu'on observé dans les formes pures du lymphadénôme de cet organe, la tunique fibreuse des tubes séminifères au niveau du corps d'Highmore n'a pas subi la transformation adénoïde. Dans le reste de l'organe, les tubes séminifères proprement dits ont disparu.

REMARQUES.

L'étude clinique et anatomique du lymphadénôme ne remonte qu'à quelques années ; ce genre de tumeurs avait, jusqu'alors, été confondu à ce point de vue avec le sarcôme, et notamment avec le sarcôme à petites cellules. En 1869, MM. Cornil et Ranvier dans leur traité d'anatomie pathologique donnaient comme caractéristique du sarcôme l'existence de vaisseaux en voie de développement, et la même année M. Ranvier publiait dans la thèse de Gillot la première description histologique du mycosis fongoïde et considérait cette affection comme un cas de lymphadénie cutanée. En septembre 1874, M. Malassez décrivait un lymphadénôme du testicule, sur un cas envoyé par M. Péan (*série P, n° 51 de la collection du laboratoire d'histologie du Collége de France*). Quelques temps après, M. Renaut communiquait à la Société anatomique l'examen microscopique d'une tumeur provenant du service de M. Després et la considérait comme un lymphadénôme (1).

En 1876, M. Malassez communiquait à la même Société l'examen microscopique de pièces présentées par M. Letulle, et décrivait également la tumeur testiculaire comme un lymphadénôme. L'observation clinique de ce cas remarquable se trouve dans une leçon clinique de M. Trélat sur les tumeurs du testicule (*Progrès médical.* — 1877).

Bien que les observations de lymphadénôme testiculaire soient encore peu nombreuses (non que ces tumeurs soient absolument rares, mais parce qu'elles sont généralement méconnues), nous avons pu cependant recueillir les précédentes dans les registres du laboratoire du Collége de France, où elles sont inscrites dans l'ordre suivant :

Service de M. Péan ; examen microscopique de M. Malassez, septembre 1874. — Cahier P, n° 51.

Service de M. Després, examen microscopique par Malassez et Renaut, janvier 1875, cahier A, n° 60.

Service de M. Trélat, examen microscopique par M. Malassez, 23 février 1876, cahier B, n° 20.

Service de M. Trélat, récidive du cas précédent. Examen microscopique par M. Malassez, octobre 1876. B, 76.

Service de M. Nicaise, examen microscopique par M. Chambard, cahier C, n° 123.

(1) Voir Bulletin de la Société anatomique de 1875, p. 122.

Service de M. Duplay, examen microscopique par MM. Chambard et Talavera, 1878, cahier D, n° 146.

On trouvera plus loin la description histologique de ces deux derniers cas.

Pour bien faire comprendre la stucture du lymphadénôme du testicule, il importe de revenir sur quelques points de l'histologie normale de cet organe. Les tubes séminifères sont constitués par une membrane fibreuse formée de lames conjonctives séparées par des cellules plates revêtues intérieurement d'une couche de cellules épithéliales polyédriques extérieurement, et d'un épithélium continu que l'on peut imprégner par le nitrate d'argent et qui constitue une véritable surface séreuse. Ces tubes sont réunis les uns aux autres par un système de fibres conjonctives formant une sorte de réticulum à la surface duquel sont appliquées des cellules conjonctives et qui circonscrivent des mailles dans lesquelles circulent la lymphe et les cellules lymphatiques.

On voit. par conséquent, que le tissu conjonctif qui sépare et réunit les tubes séminifères est très-voisin au point de vue morphologique du tissu conjonctif réticulé et que ce tissu est éminemment propre à se transformer en lymphadénôme. Cette tumeur, en effet, est essentiellement caractérisée par l'accumulation de cellules lymphatiques dans les mailles du stroma testiculaire et jusqu'entre les lames de la tunique fibreuse des tubes séminifères qui se transforment également en tissu adénoïde.

L'origine de ces cellules lymphatiques n'est pas encore bien connue ; elles proviennent, probablement en partie du retour a l'état embryonnaire des cellules conjonctives, en partie de la prolifération des cellules lymphatiques préexistantes; nous n'avons pas besoin, d'ailleurs, de rappeler qu'on est encore réduit à des conjectures sur l'origine de ces éléments (Ranvier) (1).

Un des caractères principaux de cette variété de lymphadénome est sa généralisation à un grand nombre de points de l'économie; nous voyons, par exemple, dans le cas de M. Duplay, une tumeur des fosses nasales donner naissance à un grand nombre de tumeurs cutanées occupant presque toute la surface du corps, ainsi qu'à une infiltration lympho-adénique du pancréas et du testicule. Il est, du reste, une classe nombreuse d'affections ayant pour caractéristique histologique commune la transformation du tissu conjonctif fasciculé en tissu réticulé et à laquelle on peut donner le nom de *Lymphadénie*. A cette classe appartiennent un certain nombre d'affections qui, bien qu'ayant des caractères anatomiques communs, différent les unes des autres par léur marche, leur siége, en un mot, par leurs caractères cliniques. On peut y rattacher, en effet, la maladie décrite par Virchow (2) et par Bennett (3) sous le nom de Leucocytémie et qui s'accompagne d'une multiplication quelquefois considérable des cellules lymphatiques du sang ; la maladie décrite par Trousseau (4) sous le nom d'adénie ; le lymphadénome partiel et généralisé dont l'observation de M. Trélat nous fournit un bel exemple ; enfin; le mycosis fongoïde d'Alibert, dont la véritable nature a été reconnue par M. Ranvier (5). Dans tous ces cas, excepté

(1) RANVIER. Traité technique d'histologie. Paris 1875, p. 222.

(2) WIRCHOW. Froriep's notigen, 1845.

(3) BENNETT. Edimb. med. und surg. journal, 1845.

(4) TROUSSEAU. Clinique de l'Hôtel-Dieu. Paris, 1862, t. II, 1re édit.

(5) RANVIER et CORNIL. Traité d'anatnmie pathologique. Paris, 1869, l. I, p. 251 et suiv.

le premier, on n'a jamais reconnu une véritable leucocytémie ; ce fait a été vérifié par M. Malassez pour le cas de M. Trélat ; la numération des globules du sang n'a montré qu'un certain degré de leucocytose et une certaine diminution du pouvoir colorant du sang.

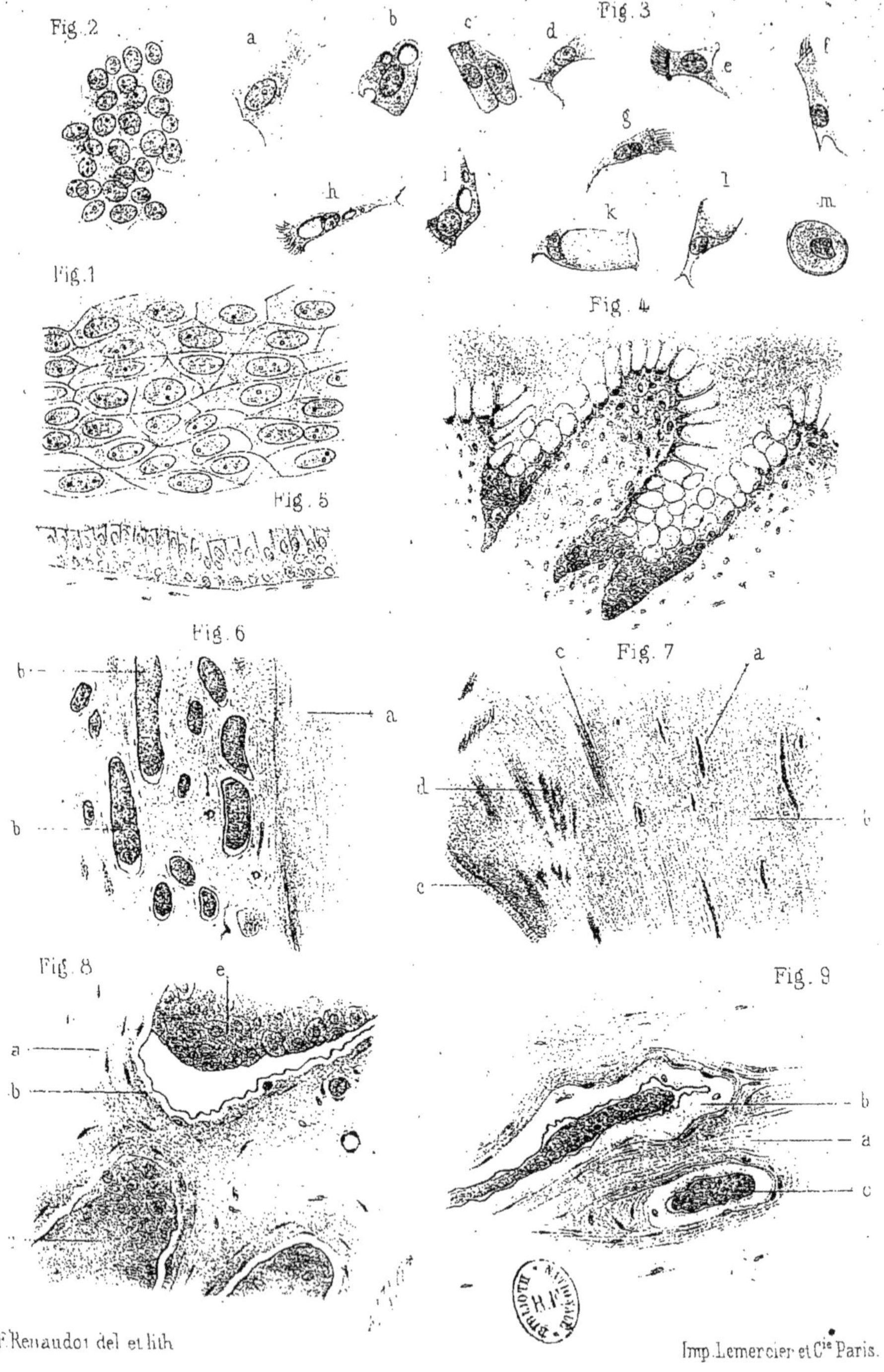

F. Renaudot del. et lith.

Imp. Lemercier et Cie Paris.

EXPLICATION DES PLANCHES

PLANCHE I.

FIG. I et II. — Lamelles épithéliales provenant de la paroi des kystes, et constituées l'une par des grandes cellules plates (fig. 1), l'autre par des cellules polyédriques (fig. 2).

FIG. III. — Cellules isolées du revêtement épithélial des cavités kystiques :

a. Cellule plate.

b. Cellule plate, donc le protoplasma renferme des vacuoles.

c, *d*. Cellules d'épithélium cylindrique.

e, *f*, *g*. Cellules cylindriques à cils vibratiles.

k, *l*. Cellules caliciformes vues de profil.

m. Cellules caliciformes vues de face.

FIG. IV. — Coupe de la paroi d'un kyste montrant un revêtement continu de cellules caliciformes.

FIG. V. — Coupe de la paroi d'un kyste montrant un revêtement continu de cellules à cils vibratiles.

FIG. VI. — Coupe de la coque testiculaire au voisinage de l'albuginée :

a. Albuginée.

b. Tubes séminifères.

FIG. VII. — Coupe de la coque testiculaire au voisinage du tissu morbide :

a. Tubes séminifères atrophiés.

b. Tissu fibreux intertubulaire.

c. Faisceaux musculaires coupés en long.

d. Faisceaux musculaires coupés en travers.

e. Paroi kystique revêtue de son éphithélium.

(Ces deux figures sont prises sur la même préparation et se font suite, en supposant que la portion droite de la figure VII fait immédiatement suite à la portion gauche de la figure VI.)

FIG. VIII. Coupe des canaux séminifères au voisinage de l'albuginée.

a. Tissu conjonctif de nouvelle formation.

b. Membrane propre.

c. Epithélipm.

FIG. IX. Coupes de canaux séminifères, au voisinage du tissu morbide. Mêmes lettres que figure VIII.

PLANCHE II.

FIG. I. — Fragment d'un myéloplaxe provenant d'un cancer hématode généralisé, ce fragment ramifié et anastomacé a été obtenu par dissociation.

a. Portion en forme de cordon anngioplastique.

b. Portion en forme irrégulière.

1. Prolongement protoplasmique en boule.
2. Prolongement en pointe.
3. Prolongement anastomatique.

FIG. II. — Myéoplaxe provenant du même cancer hématode généralisé que le précédent, ce myéloplaxe présente une cavité sanguine qui se pralonge en canal.

1. Cavité remplie de globules rouges.
2. Canal contenant quelques globules.
3. Vacuoles sans globules.

FIG. III. — Myélaplaxe provenant de la même tumeur que les deux précédents, ce néoplaxe a la forme d'un vaisseau coupé transversalement.

1. Cavité remplie de globules rouges avec quelques globules blancs.
2. Protoplasma disposé en forme de paroi vasculaire.
3. Protoplasma en couche plus épaisse présentant des vacuoles vides de sang et des prolongements en pointe.
4. Tissu fibro-sarcomateux.

FIG. IV. — Lymphadénôme d'un testicule.

1. Coupe transversale d'un tube séminifère, transformé en tissu adénoïde, les parois propres ont disparu et la cavité du tube est complétement transformée en un cordon de tissu réticulé.

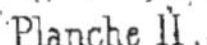

Planche II.

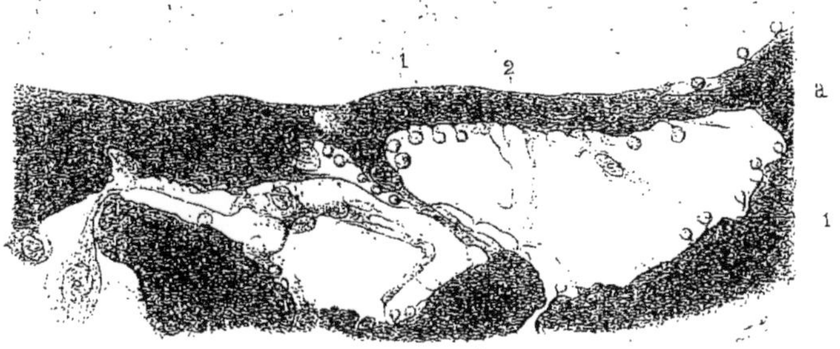

Fig. 2.

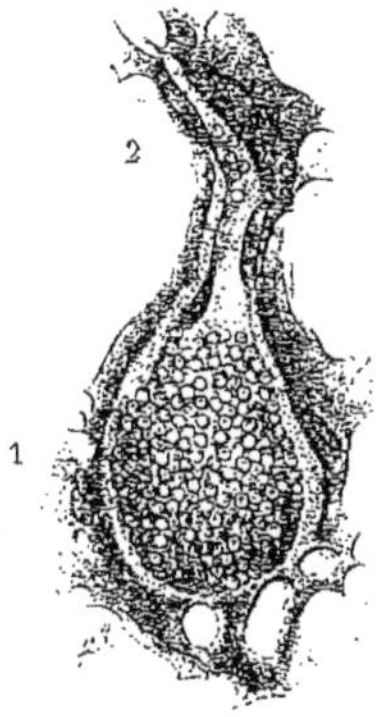

Fig. 5.

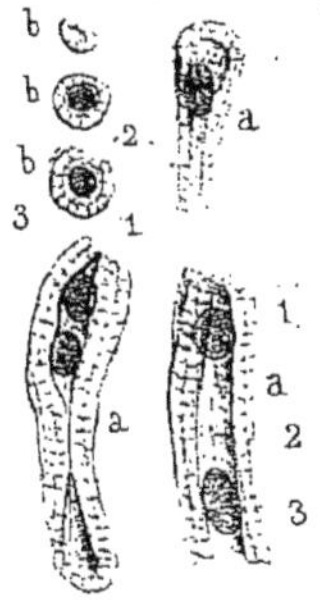

Fig. 3.

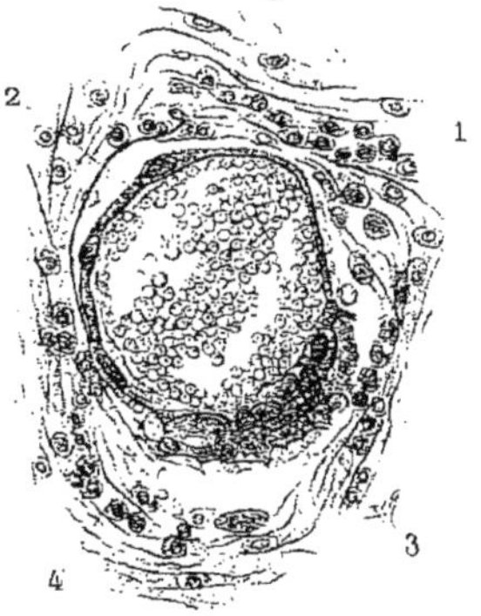

Fig. 4.

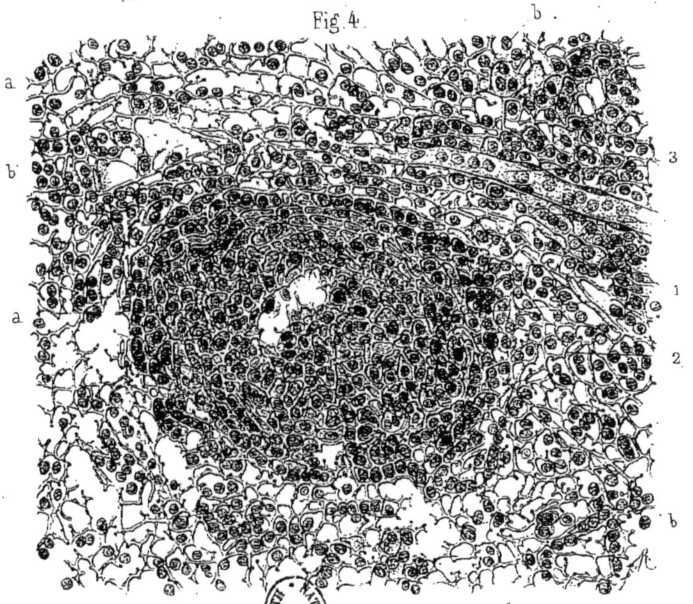

Renaudot ad Nat. del. et lith.

Imp. Lemercier & Cie Paris.

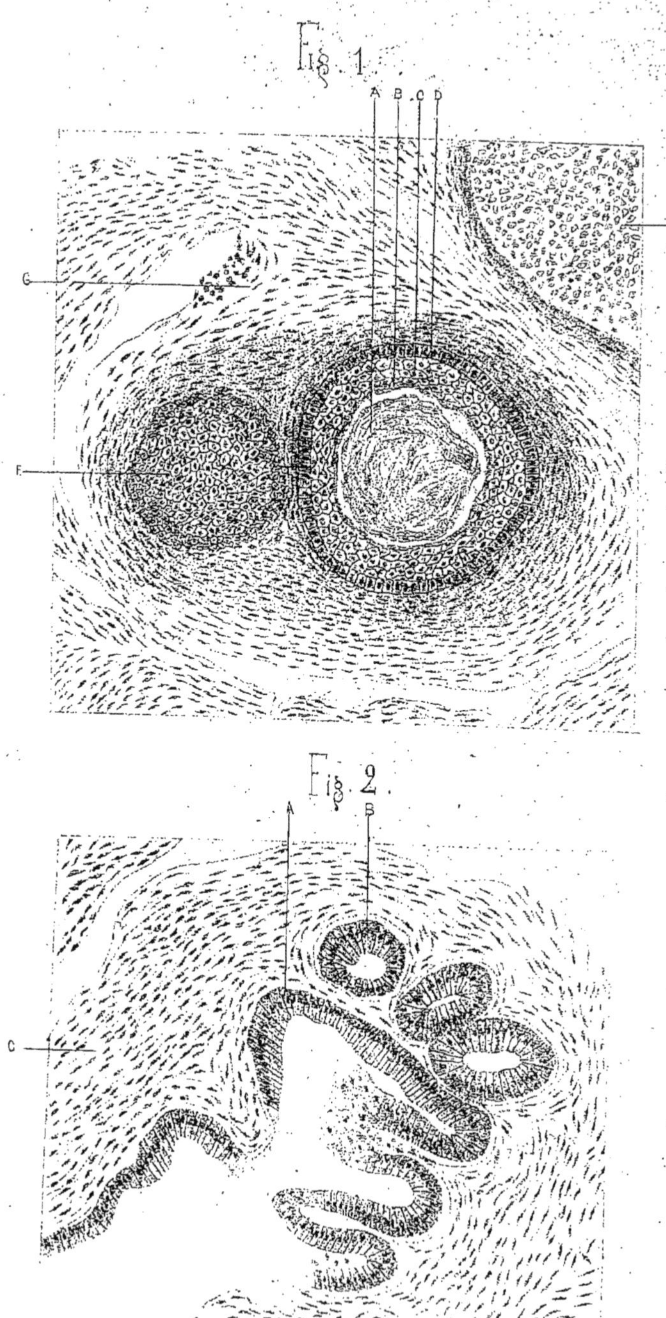
Fig. 1.
A
B
C
D
F
G
F
Fig. 2.
A
B
C

2. Tissu interstitiel complétement transformé en fissu lymphatique.
3. Capillaire.
a. Reticulum.
b. Cellules lymphatiques.

FIG. V. — Fibres musculaires striées en voie de développement dissociées.

Ces fibres ont été prises dans le testicule décrit à l'observation n° II.

a. Fibres vues en long.
b. Fibres vues sur coupe transversale.
1. Substance musculaire striée.
2, Protoplasma.
3. Noyau.

Les figures 1, 2 et 3 de cette planche ont été emprunau travail de MM. Monod et Malassez et le dessin du lymphadénôme du testicule à M. Cornil, mais a été fait d'après une préparation de M. Malassez.

PLANCHE III.

FIG. I. — Tumeur kystique du testicule : perles épidermiques et cartilagineuses.

a, *b*, *c*, *d*. Perles épidermiques.
a. Portion centrale, épithélium corné ;
b. Epithélium corné ;
c. Epithélium polyédrique ;
d. Epithélium prismatique ;
e. Perle épidermique sans évolution cornée ;
f. Perle cartilagineuse ;
g. Stroma fibro-sarcomateux.

FIG. II. — Même tumeur : kystes.

a, *b*. Kystes avec revêtement d'épithélium cylindrique ;
c. Stroma fibro-sarcomateux.

INDEX BIBLIOGRAPHIQUE.

ADAM. — Enchondrome du testicule. Thèse, 1874.

BROCA. — Traité des tumeurs, 1866.

BILLROTH. — Virchow's. Arch., Bd. 8. Eléments de pathologie chirurgicale (trad. franç.), 1868.

BOETTCHER. — Boebachtungen über die Entwichelung multiloculaᴙen Eierstockscysten. Arch. Virch., t. XLIX, p. 342.

BIRCH-HIRCHSCHFELD. — Comp. d. path. Anat., 1877.

CRUVEILHIER. — Traité d'anatomie pathologique. Liv. II et V.

CRUVEILHIER. — Enchondrôme avec des kystes hématiques du testicule. Bull. Soc. anat., p. 329, 1873.

CORNIL et RANVIER. — Manuel d'histologie pathologique. Paris, 1869.

— Sur un cas de tumeur lymphatique des os, 1867.

— Journal de l'anatomie, p. 277, 1866.

CURLING. — Sur les tumeurs perlées, in Med. chir. Transact., 1853, t. XXXVI, p. 451.

CURLING. — Traité des maladies du testicule, 1857.

AST. COOPER. — Œuvres chirurgicales, 1837.

CONCHE. — Maladie kystique du testicule. Thèse, Paris, 1875.

COHNHEIN.— Myosarcome du sein à fibres musculaires striées. Arch. für path. Anat., p. 64, 1876.

DAVE. — Kyste double du testicule. France méd., 1875.

DESPRÉS. — Adénomé du testicule. Bull. Soc. chir., p. 755, 1875.

GOBÉE DE LEYDEN. — Epithelioma perlée. Virchow's Arch., III, p. 223.

KOCHER. — Krankheiten des Hodens, etc., in Pitha und Billroth, 1873 et 1875.

LOBSTEIN. — Traité d'anat. path., 1809.

LUDWIG und TOMASSA. — Réseau lymphatique du testicule. Wien acad. Sitzungsb, p. 221, t. XLVI.

LETULLE. — Lymphadénome du testicule. Bull. Soc. anat., 1876.

LANGHANS. — Cellules géantes dans le tubercule. Virchow's Arch., t. XXIV, p. 571.

LEBOUCQ. — Mémoire sur le développement, la structure et les propriétés physiologiques des vaisseaux sanguins et lymphatiques. Arch. phys., 1873.

MIHALKOVIES. — Réseau lymphatique du testicule. Phys. arb. Leipzig, 1873.

MALASSEZ.— Examen histologique d'un kyste de l'ovaire. Soc. anat., 1874, p. 349.

MALASSEZ. - Maladie kystique du testicule. Arch. phys., 1875.

MALASSEZ et DE SINETY. — Sur la structure, origine et développement des kystes de l'ovaire. Arch. phys., 1878.

MALASSEZ et DE SINETY. — Sur l'anatomie des kystes de l'ovaire. Soc. anat., 1876, p. 129. Soc. biol., 1876, p. 540.

MALASSEZ. — Lymphadénôme du testicule. Bull. de Soc. anat., 1876.

MAUNOIR. — Enchondrôme du testicule. Bull. Soc. anat., 1873, p. 769.

MULLER. — Cholestéatôme de la pie-mère. Ueber den f. Bau und Forman der Krankt Gerchwülste, 1838.

MULLER. — Ueber den feineren Bau der Geschwülste, p. 6. Berlin, 1838.

NEPVEU. — Kyste lymphatique du testicule. Soc. anat., 1872, p. 218.

NEPVEU. — Contribution à l'étude des tumeurs du testicule, 1875.

NEUMANN. — Ostéome du testicule. Arch. Heilk., XVI.

E. NÉLATON. — Tumeur à myéloplaxes. Thèse, Paris, 1860.

PAGET. — Lectures on surgical path., 1853, t. II, p. 212, fig. 31, B.

PERRIQUET. — Maladie kystique du testicule. Thèse, Paris, 1875.

ROKITANSKY. — Zeitschrift der Wien, 1849.

ROKITANSKY. — Allg. path. Anat., 196.

RINDFLEISCH. — Traité d'anat. path. (tr. fr.), 1873.

ROBIN. — Myéloplaxes. Comptes-rendus de la Soc. de biol., 1849, p. 119.

RANVIER. — Cellules géantes sur la moelle des os et le sarcome.

— Du développement et de l'accroissement des vaisseaux sanguins. Arch. phys., 1874.

— (Lymphe, développement). Traité technique d'histologie, 1877, p. 222.

RANVIER et OLLIVIER. — Observation de leucocythémie. Soc. biol. 1865.

RENAUT. — Lymphadénome du testicule. Bull. Soc. anat., 1875.

SCHUH. — Schmidt's Jahrbucher, Bd. 86.

SENFTLEBEN. — Virchow's Arch., Bd. XV, p. 345.

THIERSCH.— Der Epithelial krebs namenclich der Haut, 1865.

TROUSSEAU. — Clinique de l'Hôtel-Dieu, art. Adénie, 1868, t. III, p. 568.

Trélat. — Obs. publiée Arch. gén. de méd., 1854.
— Lymphadénôme malin. Bull. Soc. chir., 1877, p. 49-244.
— Diagnostic des tumeurs du testicule. Leçons dans le Progrès médical, 1877.
Viardot. — Essai sur les tumeurs kystiques du testicule. Thèse, Paris, 1872.
Virchow. — Tumeur fibro-cystoïde. Virchow's Arch., Bd. VIII.
— Pathologie des tumeurs, 1871, t. III, p. 290-60.
— Cellules géantes (Kiesenzellen). Virchow's Arch., t. XIV, p. 48.
Wilson-Fox. — Sur l'origine et la structure des kystes de l'ovaire. Journal d'anat., 1865, p. 323.
Wettergeen. — Epithélioma du testicule. Nord. med. Ark., IV.
Wegner. — Myeloplaxen und Knochenresorption. Virchow's Arch., t. LVI, p. 523.

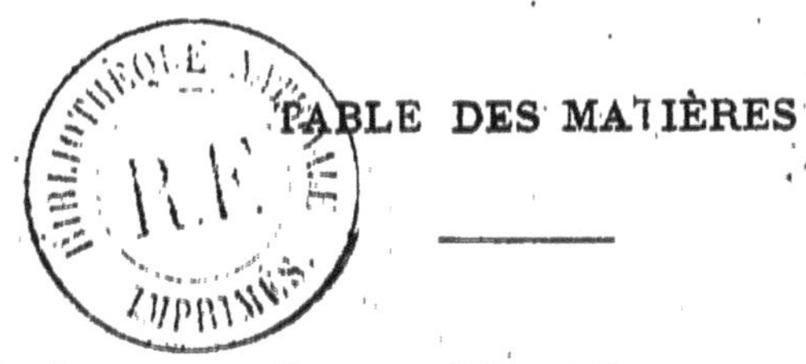

TABLE DES MATIÈRES

I. *Tumeurs avec fibres musculaires striées* 5
1re Observation (Duplay) 5
Examen macroscopique de la tumeur 7
Examen histologique 7
Testicule 8
1° Stroma 8
2° Kystes 9
3° Perles épidermiques 10
4° Perles cartilagineuses 11
Remarques 11
2e Observation 12
Examen microscopique 12
Remarques 14
II. *Carcinôme épithélial* 16
Observation clinique (Berger) 16
Autopsie 20
1° Parenchyme testiculaire 21
2° Alvéoles circulaires 21
3° Amas cellulaires de formes irrégulières 22
4° Perles épidermiques 22
5° Perles cartilagineuses 22
6° Cavités kystiques 23
III. *Epithélioma mucoïde et dermoïde* 23
1re Observation (Péan) 23
Examen histologique 24
1° Reste du testicule 24
2° Stroma 24
3° Kystes 25
4° Perles et kystes épidermiques 25
Détermination histologique 26
Remarques 26
IV. *Tumeur à myéloplaxes du testicule* 33
Sarcôme angioplastique (Malassez et Monod) 33

V. *Lymphadénomes*.................................... 40
1re Observation (M. Nicaise)........................ 40
Autopsie.. 44
1° Tumeur de l'aisselle......................... 44
2° Testicules.................................... 45
3° Langue.. 45
4° Estomac....................................... 45
5° Intestin...................................... 45
6° Foie.. 46
7° Rate.. 46
8° Reins... 46
9° Vessie.. 47
10° Prostate..................................... 47
11° Cerveau...................................... 48
12° Moelle....................................... 48
13° Cœur... 48
14° Poumon....................................... 48
Examen microscopique................................ 48
1° Foie.. 48
2° Testicule..................................... 49
2e Observation (Duplay)............................. 50
Examen histologique................................. 50
1° Fosses nasales................................ 50
2° Peau.. 50
3° Tumeur du testicule........................... 52
Remarques....................................... 52

Paris. — A. PARENT, imp. de la Faculté de Médecine, r. M.-le-Prince, 29-31

www.ingramcontent.com/pod-product-compliance
Ingram Content Group UK Ltd.
Pitfield, Milton Keynes, MK11 3LW, UK
UKHW020210200726
13856UKWH00004B/1301

9 782011 926951